図解

# 「血管を鍛える」と超健康になる！

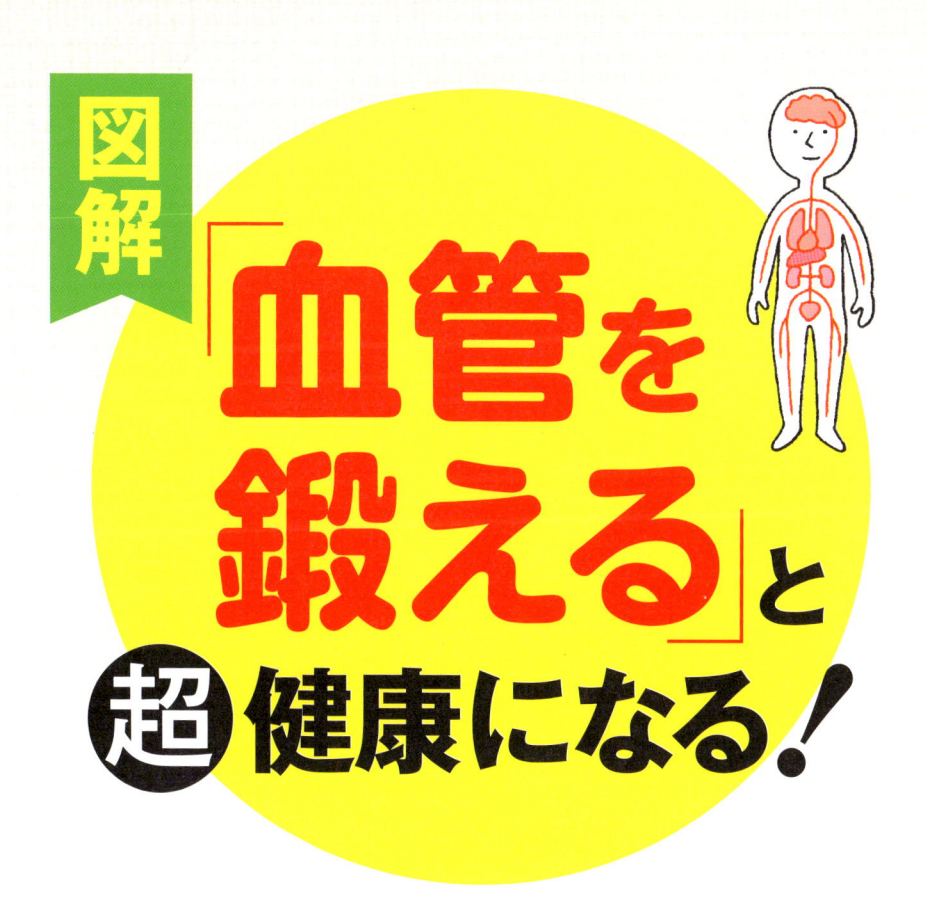

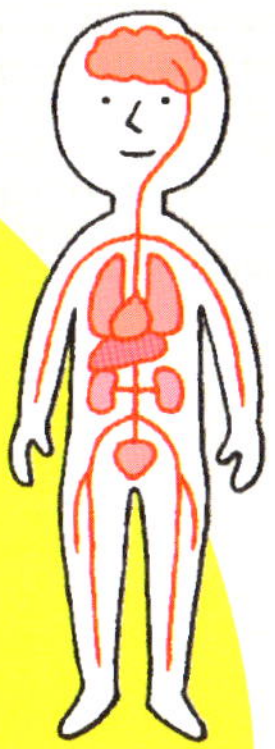

医学博士
池谷敏郎



三笠書房

# 「血管」を鍛えれば、若々しい体と脳が一生維持できる！

若いころは弾力があり、しなやかな血管も、年を重ねるほどに弾力が失われ、硬くなっていきます。残念ですが、これは加齢による「自然なこと」でどんな人も避けられません。

おそろしいのは、血管が硬くなるだけでなく、血管の内側が盛り上がり、血液の通り道が狭くなって血流が滞るということです。これが、いわゆる**「動脈硬化」**という血管の老化です。みなさんも、よく耳にされているのではないでしょうか。

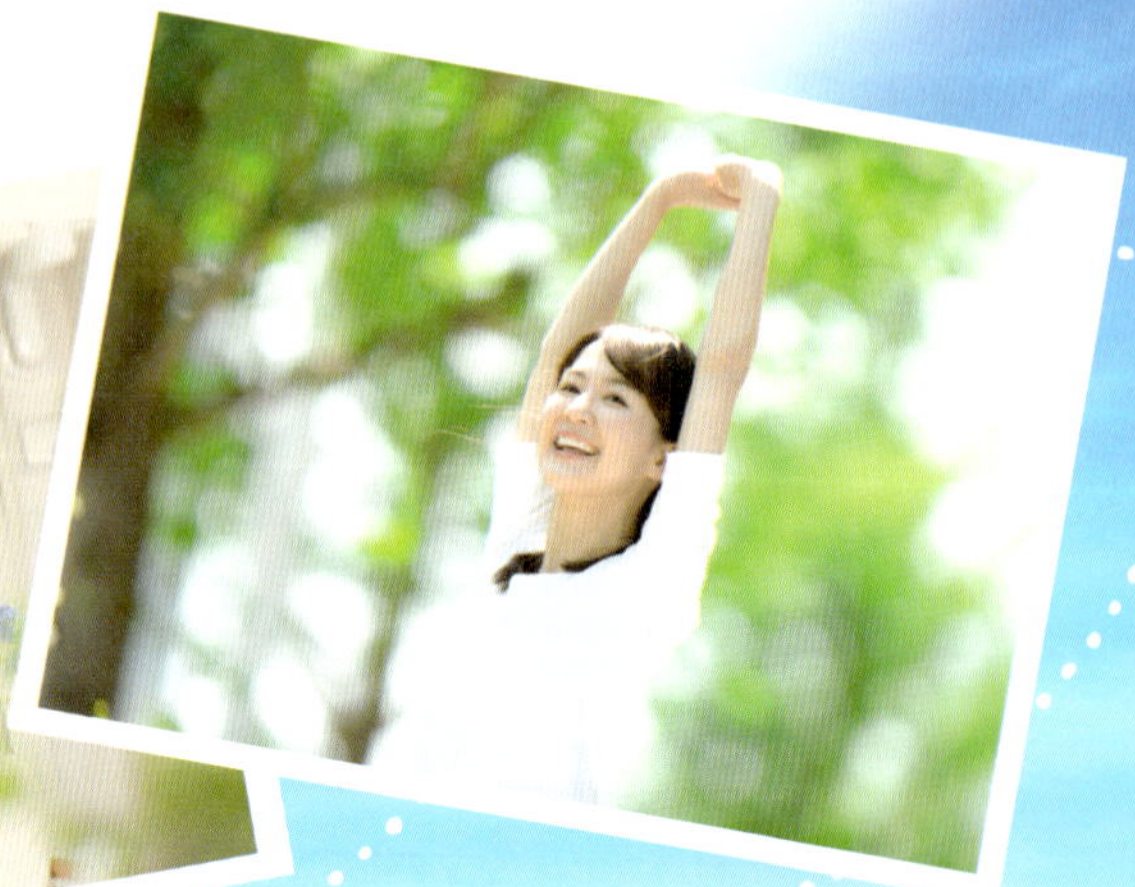

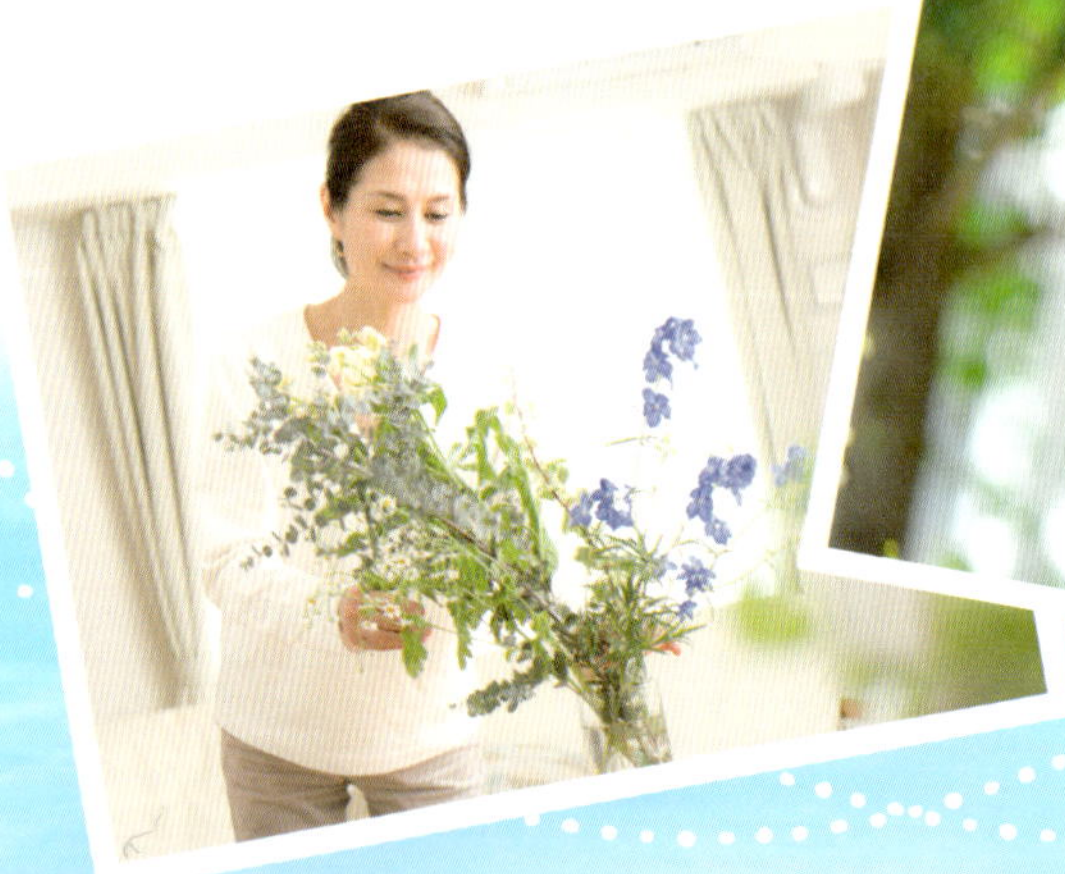

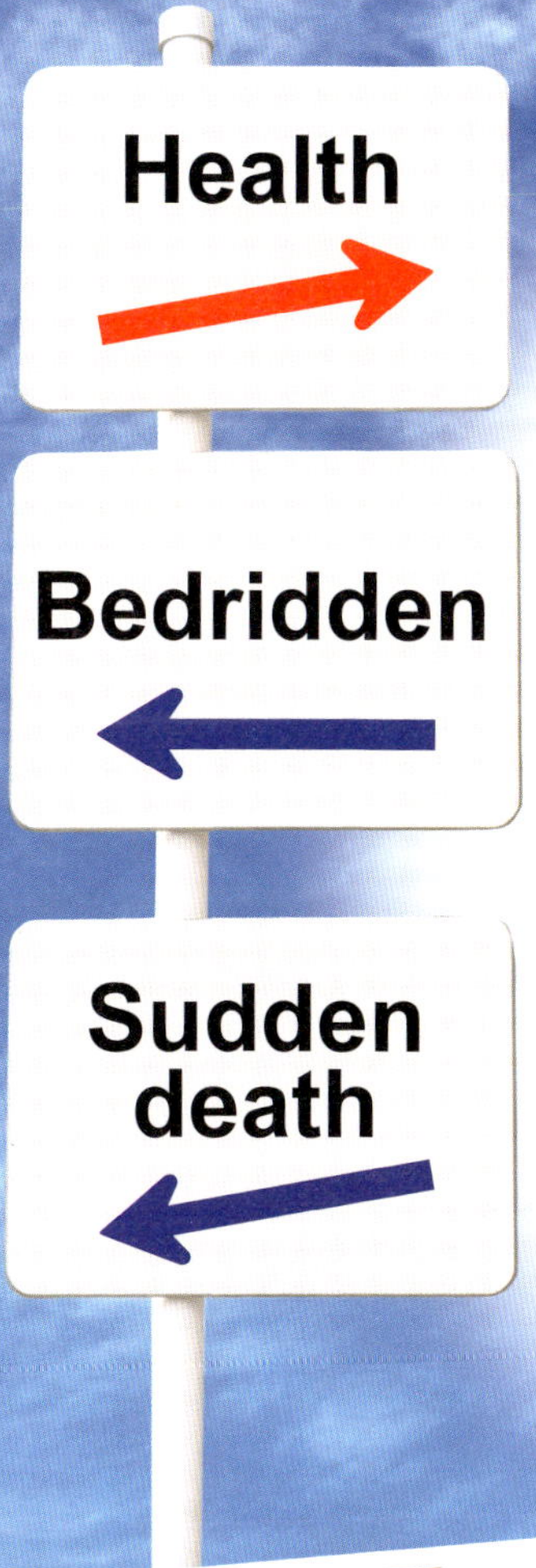


生活習慣病や喫煙などのリスク要因が加わると、年齢の変化を超えて、動脈硬化がどんどん進んでしまいます。その結果、血管が詰まったり、切れたりして心筋梗塞や脳卒中を引き起こし、最悪の場合には**「突然死」**や**「寝たきり」「認知症」**を招いてしまうことだってあり得るのです。

現に、日本人の「4人に1人」は血液・血管が原因の病で亡くなっています。これはガンにも匹敵する数値です。

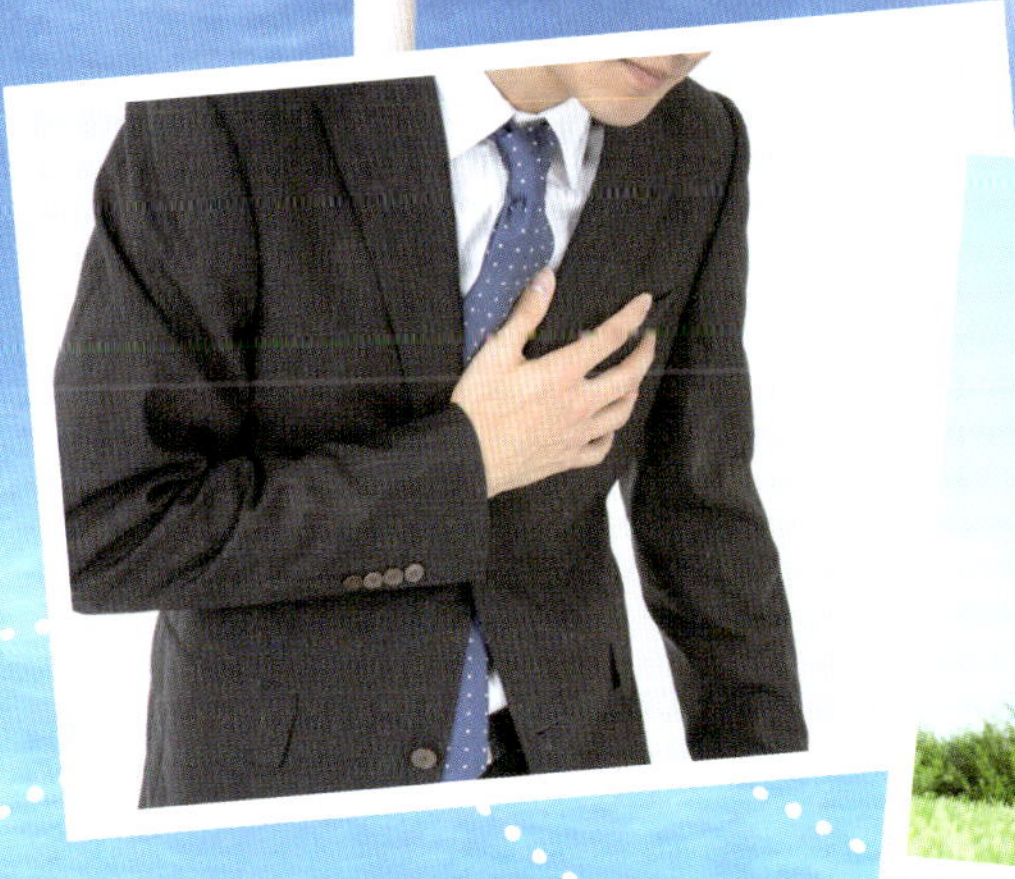

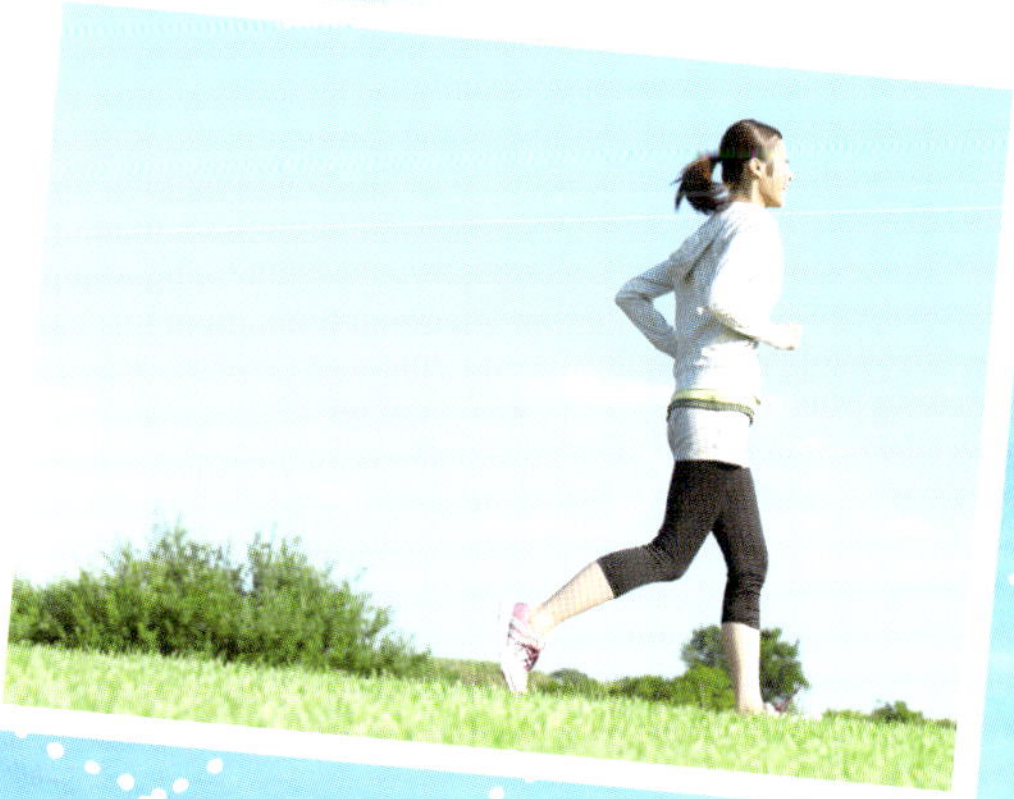

# あなたの「血管」の〝内壁〟はなめらかですか

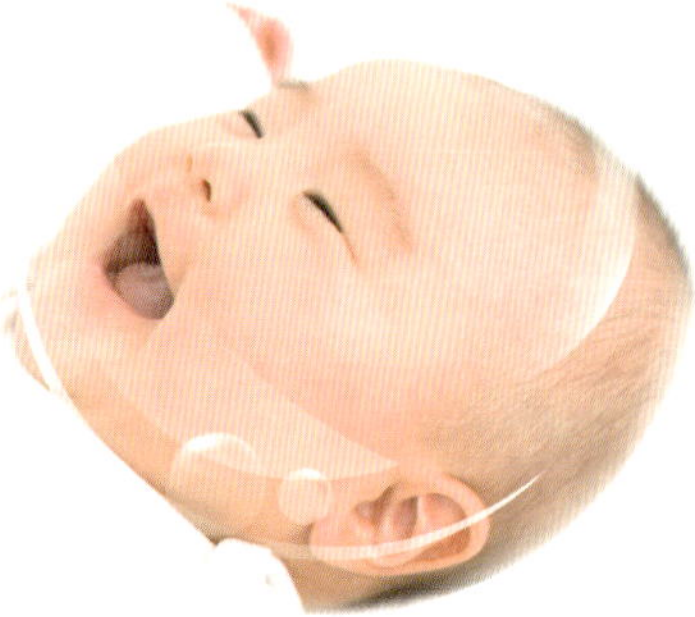

どうすれば、「突然死」を防ぎ、いつまでも元気に過ごすことができるのでしょうか。その鍵を握るのは**「血管年齢」よりも**
**「血管力」**だと私は考えています。
「血管力」とは、私がつくった言葉で、

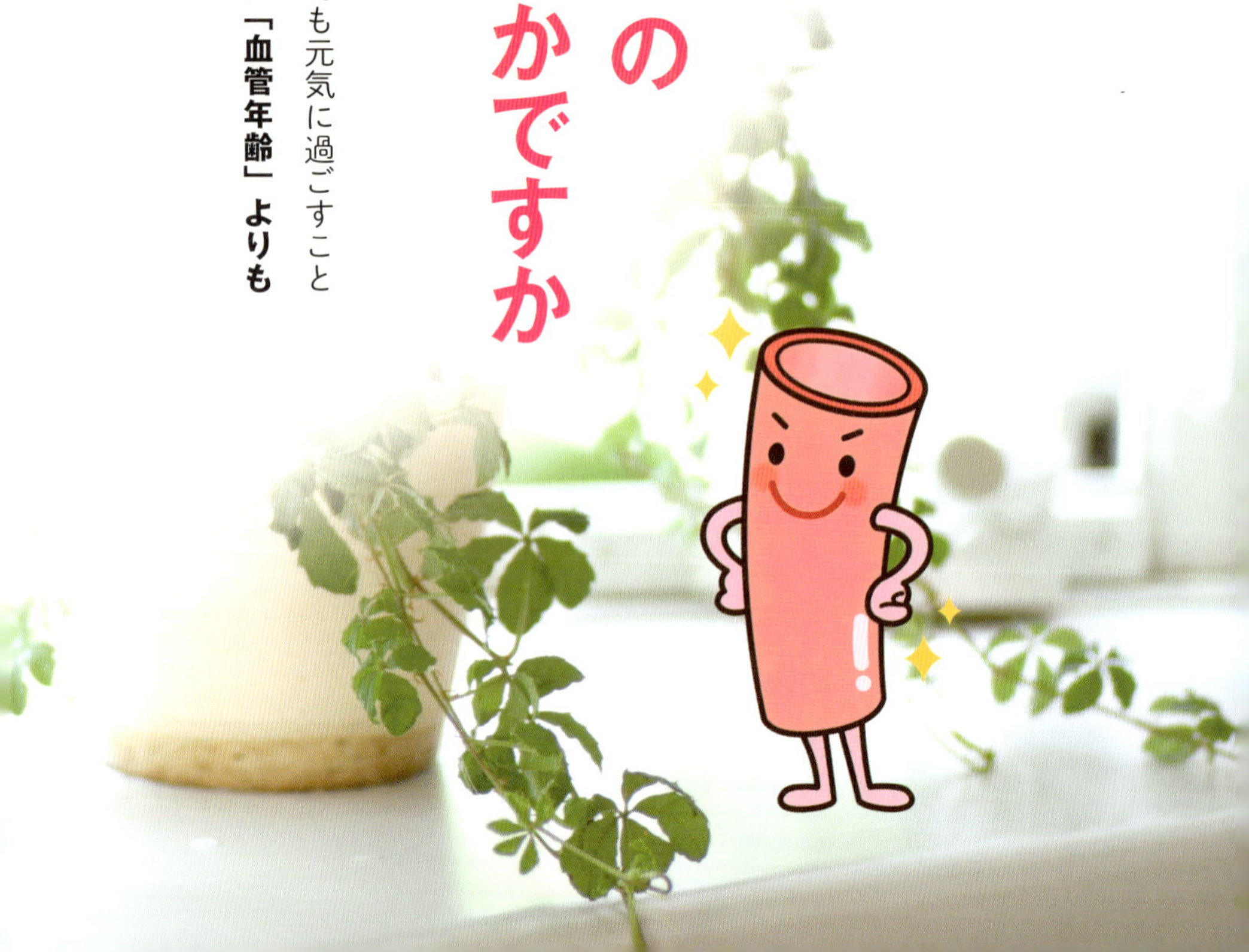

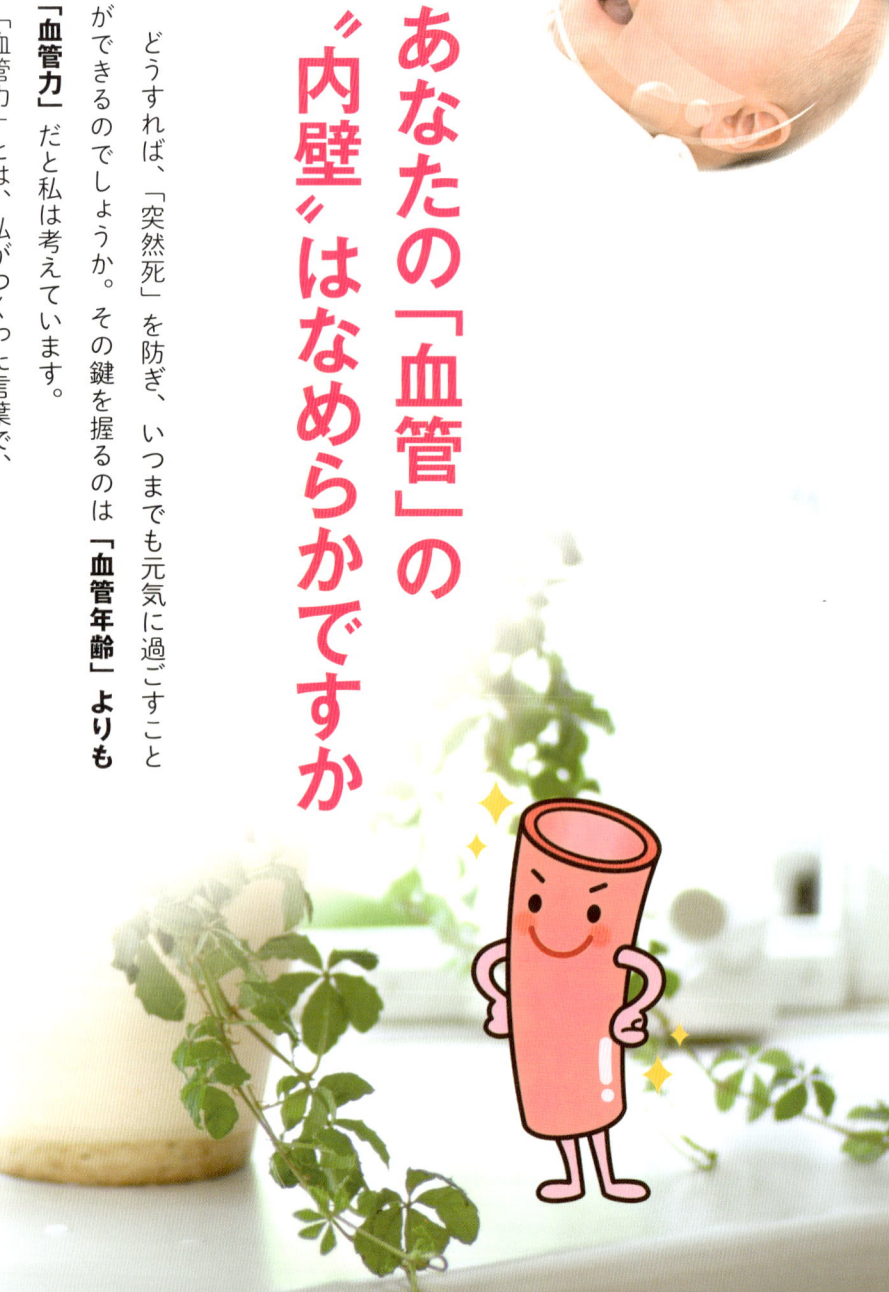

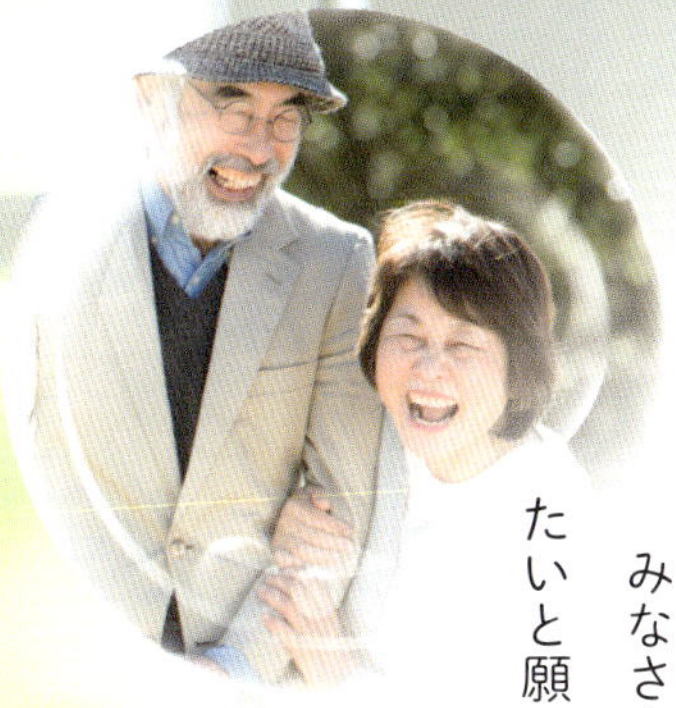

**「血管年齢」＝血管の硬さを表わした指標。血管が〝何歳相当に硬くなったか〟を表わす**

のに対し、

**「血管力」＝血管全体がしなやかさを保ち、その内壁はなめらかで、血液をスムーズに循環させることのできる力**

のことです。**血管の「硬さ」だけに注目するのでは足りない**のです。血管の内壁に傷つきやすいブヨブヨとしたコブができないようにすることがとても大切なのです。

みなさんには、本書を通してこの「血管力」を高めていただきたいと願っています。

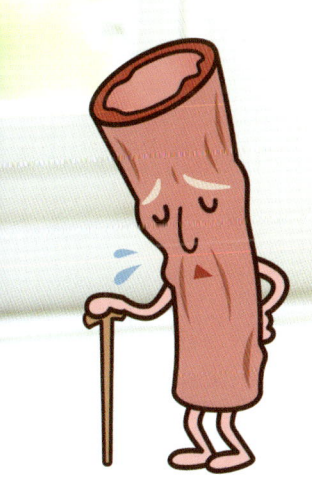

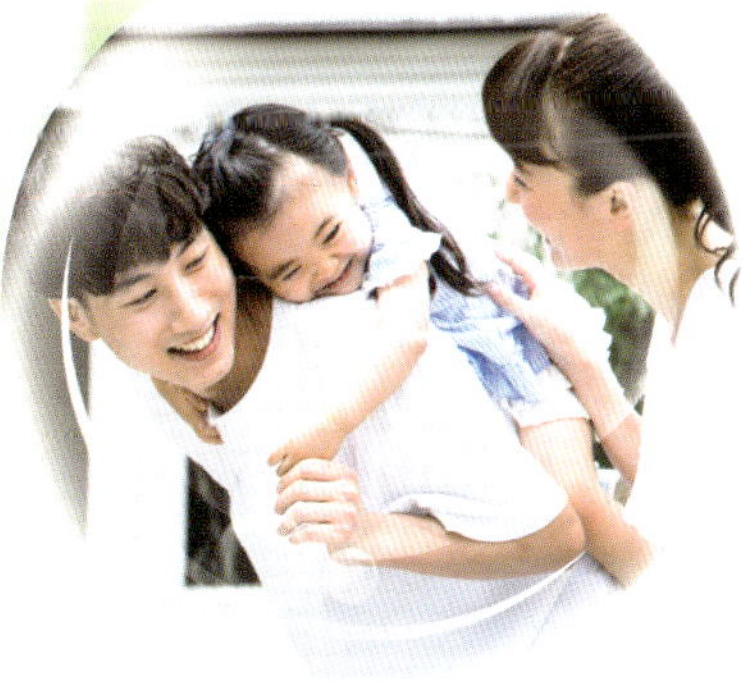

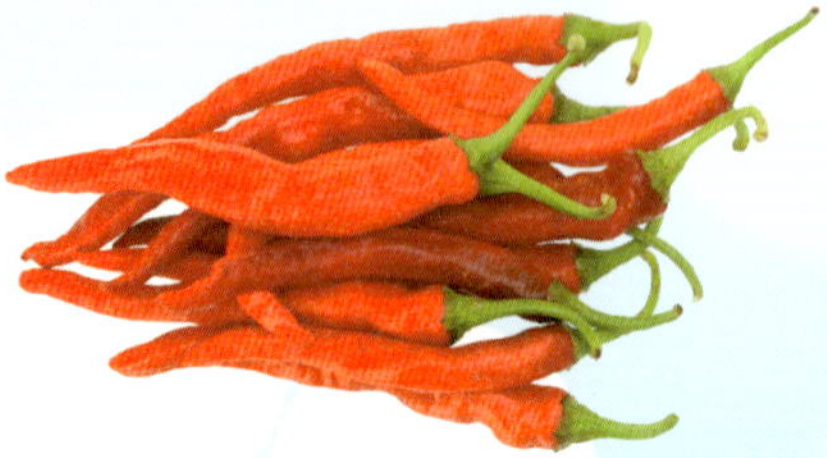

# 血管を驚くほど回復させる「NO《エヌオー》」とは？

実は、最近の研究で、血管には素晴らしい回復能力が備わっていて、いったん「硬く、狭く、もろくなってしまった血管」でも、**「しなやかで、詰まりにくく、切れにくい血管」によみがえらせることができる**とわかってきました。

それに大きく関わっているのが血管内で分泌される**「NO《エヌオー》＝（一酸《いっさん》化《か》窒素《ちっそ》）」**という物質です。とにかくその働きは驚くほどです

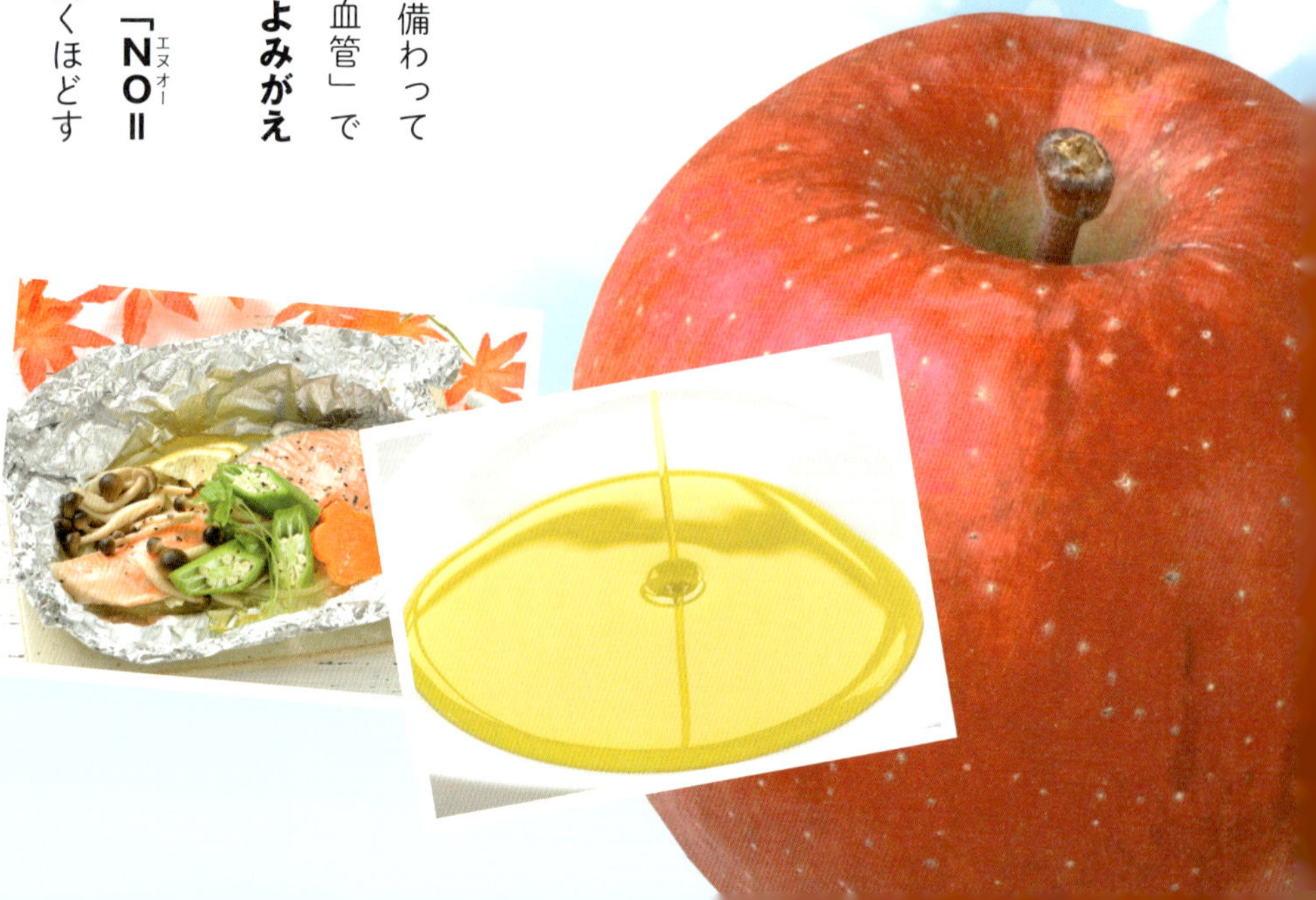

ごいのです。ここでほんの少しだけご紹介すると、

- 血管を拡張する
- 血流をよくする
- 血圧を下げる
- 動脈硬化を防ぐ……

いかがですか？

ざっと挙げただけでも、「これはすごい」と感じていただけることでしょう。

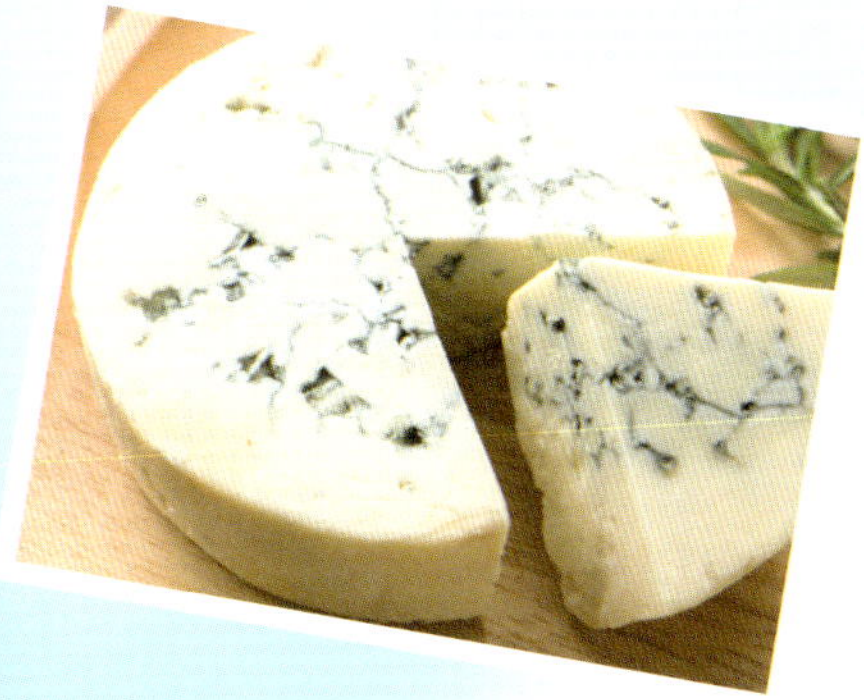

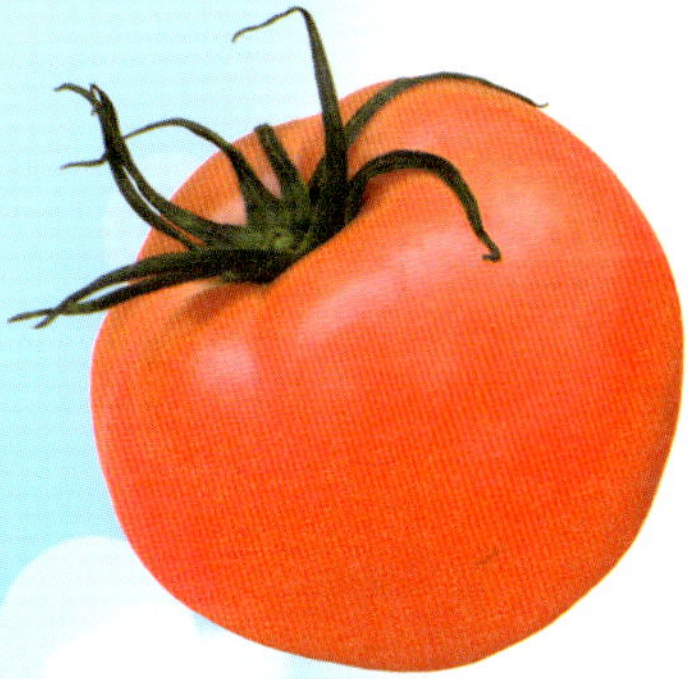

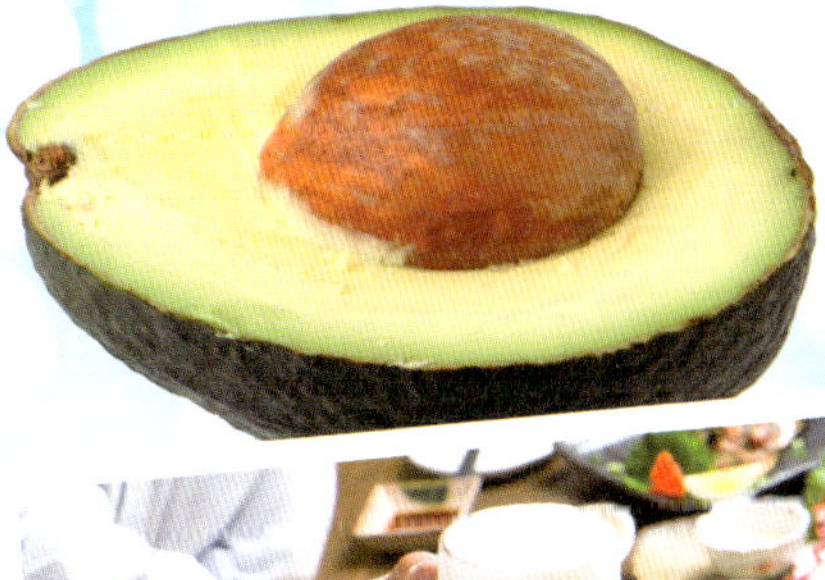

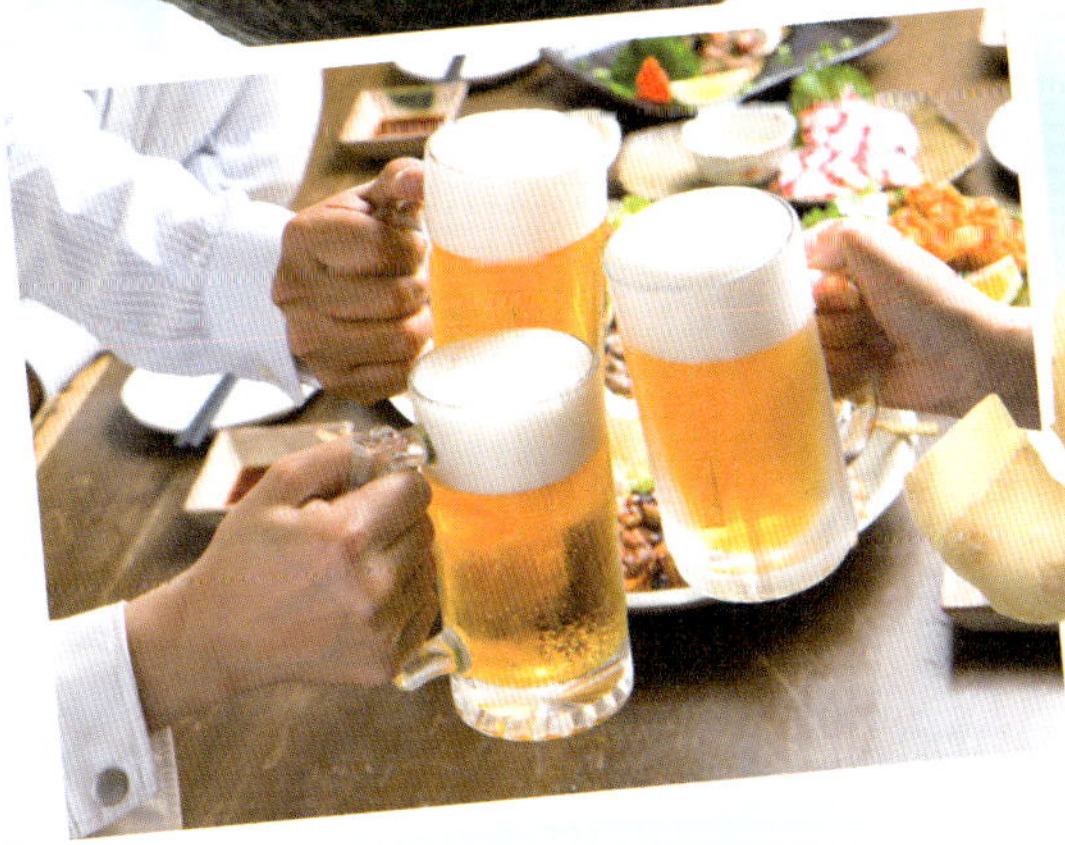

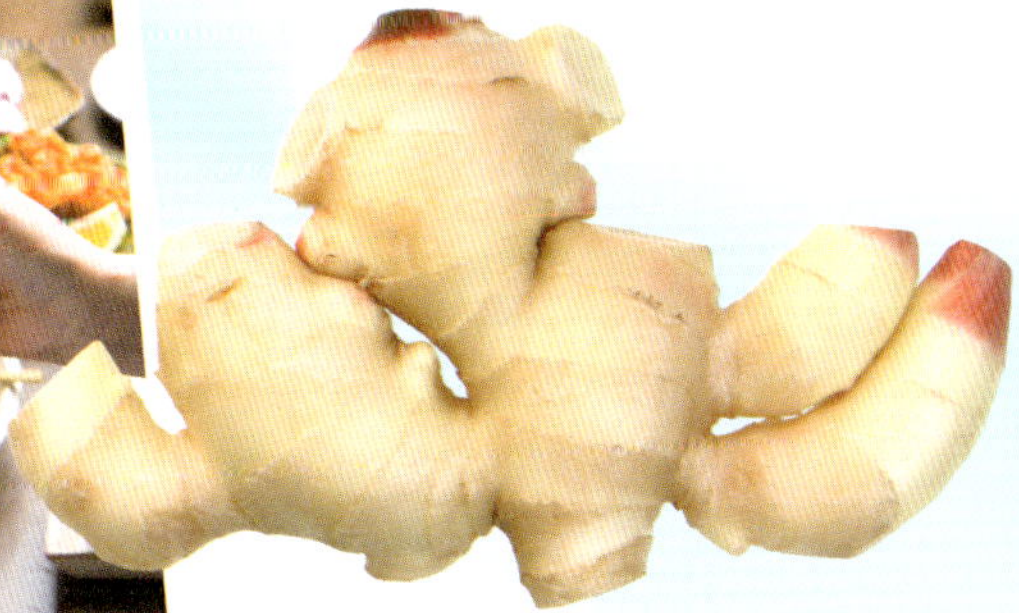

# 「NO《エヌオー》」の分泌を高めれば、誰でも「血管」を強くできる！

「NO《エヌオー》」の分泌を高めるのに、お金も手間もかかりません。

もちろん、高価なクスリなど必要ありません。いつでも、誰でも、今日からでもすぐに、ご自宅でできることばかりです。

また、本書では血管をいつまでも若く健康に保つための生活習慣もご紹介します。

あなたも今日から「NO力《エヌオーりょく》」、ひいては「血管力」を高めて、「100歳まで元気」を実現させましょう！

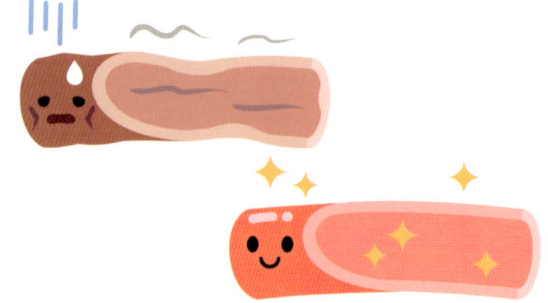

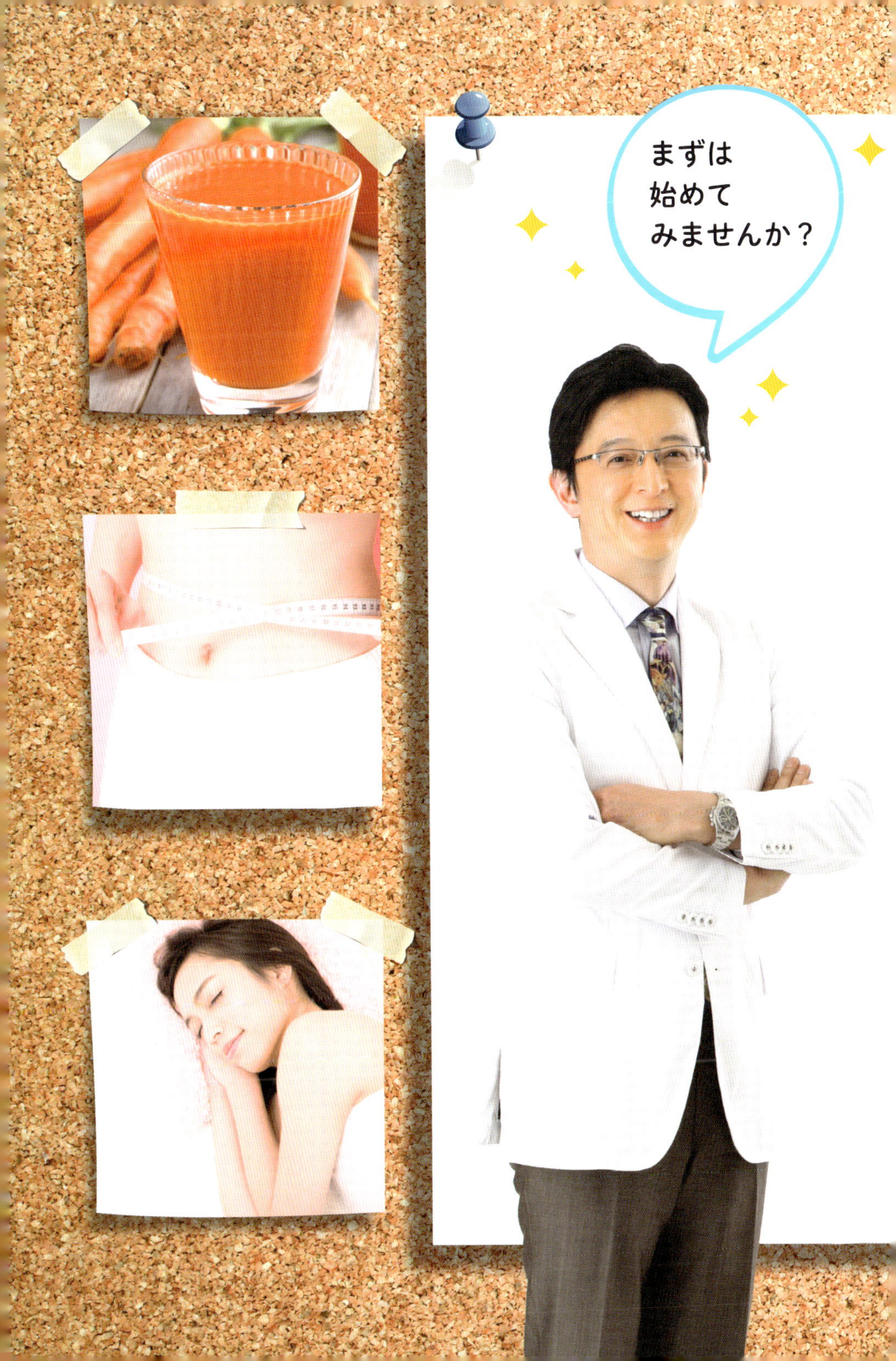
まずは
始めて
みませんか？

もくじ

## 第3章 血管年齢ではわからない〝隠れた危険〟をみつける方法

突然死だって防げる！



## 第4章 「血管」が切れたり詰まったりしないために

動脈硬化の最新「医学常識」

## 第5章 気をつけたい！日常生活にある危険因子

4つのリスクファクター



## 第6章 「血液をきれいにする」オススメ生活習慣

血管は全身の健康を映す鏡

## 第7章 教えて池谷先生！ 健康な体をつくる「新常識」「非常識」



編集協力●玉置見帆／大政智子
本文DTP●アトムスタジオ
本文イラストレーション●江口修平・宮崎信行・タナカユリ
写真提供●ピクスタ、Herbalife Nutrition（19頁）、
オムロン ヘルスケア株式会社（47頁）、
シャープ株式会社（111頁）

# 第1章

血流をよくする「決め手」!

# 知らなければ一生損する!「NO《エヌオー》」の秘密

早速「NO《エヌオー》（一酸化窒素）」について、詳しく見ていきましょう。

でもその前に、「NO」に深く関わり、「血管力」の〝決め手〟となる「血管内皮細胞《けっかんないひさいぼう》」という〝血管の内側の膜《まく》〟からご説明していきたいと思います。

本書では、難しいことははぶき、できるだけわかりやすく記しています。

自分の体の中で何が起こっているのか。本書の「NO力」ひいては「血管力」を高める方法を実践すると、どうなっていくのか――。

何となくでもいいのでイメージできるようになっていただきたいと思います。するとその後の取り組み方も、効果も違ってくるからです。

さあ、始めましょう！

# 01 血管の老化はここまで改善できる！

私は現在56歳ですが、初対面の人に実年齢をいうと「お若いですね！」と驚かれます。患者さんに生活指導をする医師が、メタボで見るからに不健康そうでは説得力がないので、40歳から生活習慣の改善を試みた結果です。血管年齢は現在28歳。実年齢マイナス28歳まで若返りました。とりわけ、「お肌がツヤツヤ」といわれることが多く、肌の状態が「見た目」年齢に大きく影響することを実感します。

そもそも、「血管」と「肌」はとても似ています。皮膚の表面には肌の水分を保持したり、外部から異物が侵入するのを防ぐ役目があります。「皮膚のバリア機能」です。

同じく、血管の内壁（流れる血液に触れる面）も**「血管《けっかん》内皮細胞《ないひさいぼう》」**という薄い細胞の層によってビッシリ覆《おお》われています。「血管内皮細胞」は「皮膚表面」と同じように、血管を守る〝バリア〟としての役割をもっています。

そして**「NO《エヌオー》」は、動脈内のこの「血管内皮細胞」から分泌されるの**です。「肌」から「皮脂」がきちんと分泌されることで潤うように、NOがきちんと分泌されることで、しなやかで若々しい血管を保つことができます。

肌の老化は見た目に影響するだけですが、**血管の度を超えた老化は、突然死、寝たきりなど重大な結果を招きます。**

# 血管は“お肌”と同じ。潤い足りてますか？

血管断面図

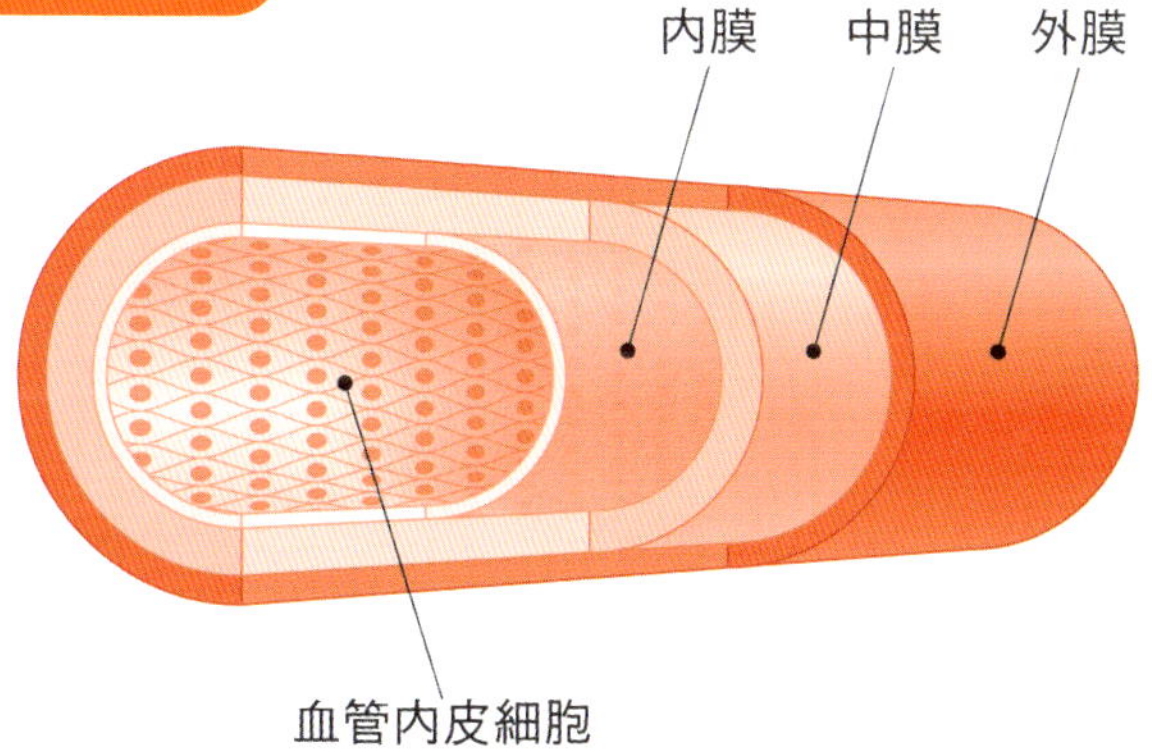


## 「血管内皮細胞」の重要な役割！

その1 バリア機能
血液が血管の外に漏れ出すのを防ぎ、異物の侵入も防ぐ

その2 「NO」を分泌
「NO（一酸化窒素）」は血管の若さと健康を保つための重要な鍵

**血管が原因の病気のほとんどは、「血管内皮細胞」が傷つくことで引き起こされます。**

でも…

**いくつになっても、誰でも、修復することが可能なのです!!**

# 02

# 心筋梗塞、脳卒中……の予防・改善にも大きな効果

**「血管内皮細胞」**には血圧をコントロールしたり、血管についた傷の修復を促したりする機能も備わっています。

それらを主に担うのが**「NO《エヌオー》（一酸化窒素）」**です。

そんな大事なものがよく知られていないのは、「NO」が体内でさまざまな生理機能を担っているとわかったのが1980年代と比較的最近のことだからです。

「NO」の生理機能を発見した、米国カリフォルニア大学ロサンゼルス校のルイス・イグナロ博士は、1998年にノーベル医学・生理学賞を受賞しています。それだけ画期的な発見だったわけです。

この研究がきっかけになり、心筋梗塞、脳卒中など血管の病気の改善に「NO」が効果をもたらすとして、さらなる研究が進められています。

実は、「NO」は自然界にも存在しています。自動車の排気ガスに含まれ大気汚染の原因となります。また、石油ストーブなど、何かを燃やしたときに不完全燃焼を起こすと発生します。呼吸などから吸い込んだ場合、全身の細胞が酸欠となり、死にいたることも。自然界にある「NO」は環境や人に有害ですが、人体で生成される「NO」は体を守っているのですから、何とも不思議なものです。

# 「N《エヌ》O《オー》」は、ノーベル賞級の大発見！

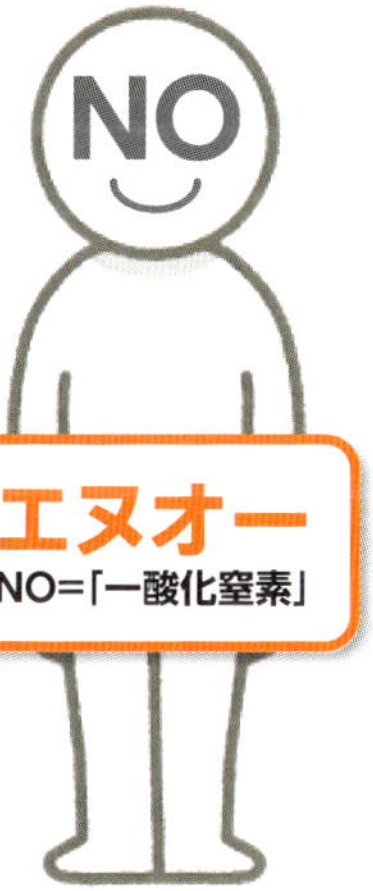


「血管内皮細胞」から
分泌される

血管の筋肉を弛緩させて
血管を拡張するなどの機
能がある

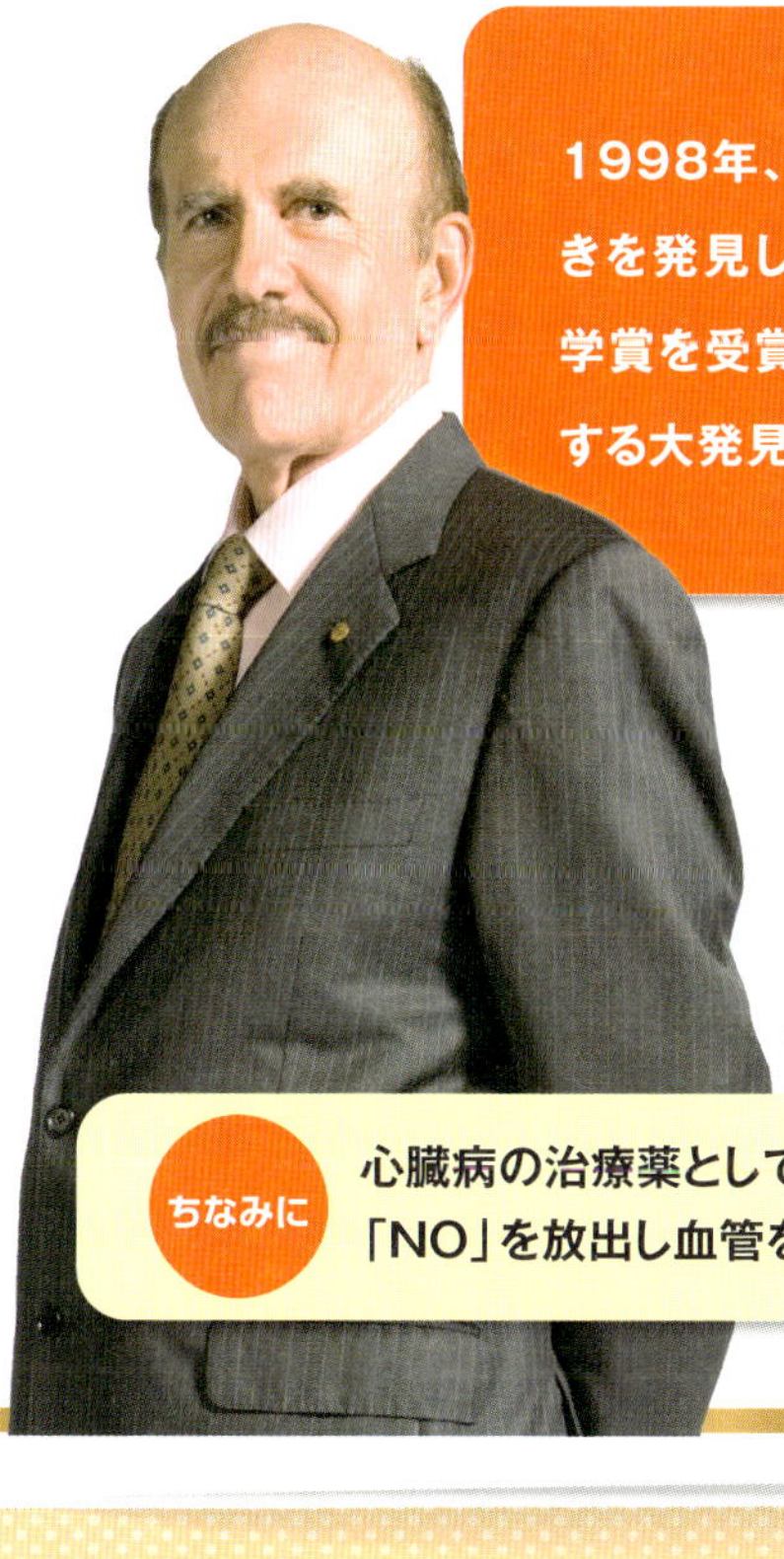

1998年、イグナロ博士は、「NO」の働きを発見したことでノーベル医学・生理学賞を受賞！「NO」は、人間の健康に関する大発見だったのです!!

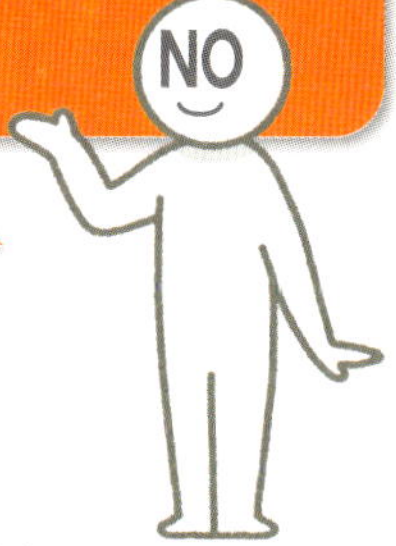


ルイス・イグナロ博士

**ちなみに** 心臓病の治療薬として有名な「ニトログリセリン」は、「NO」を放出し血管を拡張し、発作の改善に役立つ

# 03

# 「血圧が高い人」は「NO《エヌオー》が不足している人」!?

では「NO《エヌオー》」の働きを具体的に見ていきましょう。

## ①血圧を安定させる

「NO」のもっとも重要な働きは**「動脈を拡張させ」→「血液の流れをよくし」→「血圧を安定させる」**こと。逆に言うと「血流が悪い人」「血圧が高い人」＝NOが不足し、血管に負担がかかっている状態にあるといえます。

## ②傷ついた血管を修復

「NO」のもうひとつの大切な役割は**血管保護作用**です。血管内の炎症やプラークという〝コブ〟を修復し、動脈硬化の進行を抑えます。また、血小板が凝集して血栓《けっせん》（血のかたまり）ができるのを防ぎ、血管が詰まる原因を取り除きます。「NO」は、**〝血管のメンテナンス係〟**として働いているのです。**「NO」の分泌量が低下すると、血管はお手入れされないまま、〝荒れ放題〟**になってしまいます。

## ③動脈硬化を予防

最近では、「血管内皮細胞の衰えが動脈硬化の始まり」と考えられています。生理的な加齢に加え、悪しき生活習慣や生活習慣病によって血管内皮細胞が障害を受けると、「NO」の分泌が少なくなり、ますます血管内皮細胞の障害が進むという悪循環に陥ってしまいます。

# 「N《エヌ》O《オー》」の量を増やせば、血管の老化を防げる！

「NO」は…

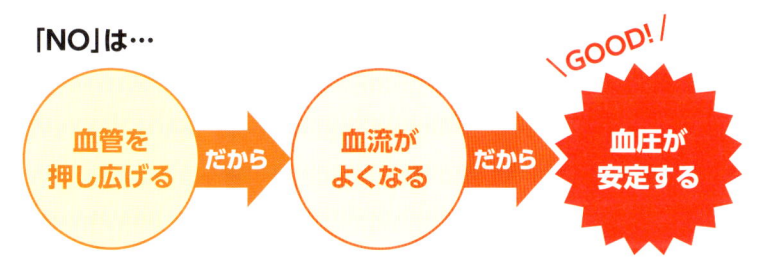

血管を押し広げる → だから → 血流がよくなる → だから → 血圧が安定する

＼GOOD!／

ただし、老化などで

「血管内皮細胞」が衰える → 「NO」の分泌量が減る → 「血管内皮細胞」が衰える

放っておくと悪循環に陥る！

しかも、血管にできた傷やコブも修復されないので
血管はますますボロボロに…

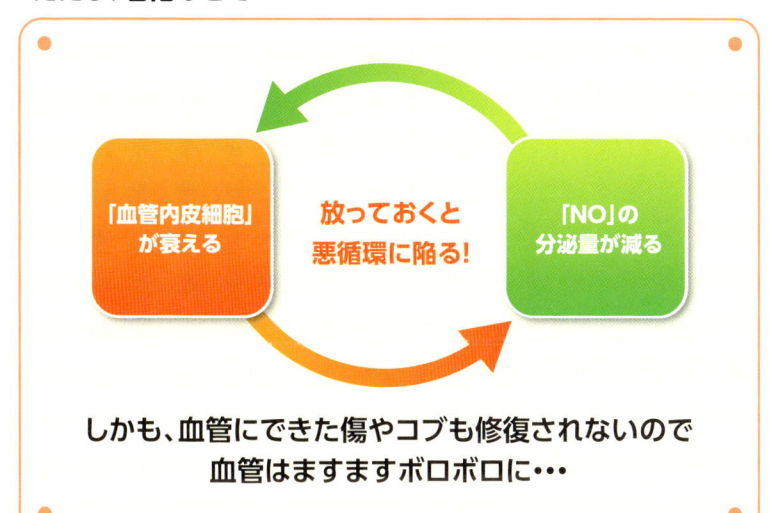


「NO」の分泌を促し、
この悪循環を開始させないこと、
ストップさせることが重要！

# 第2章

試した人から血管が若返る！

# たっぷり「NO《エヌオー》」を分泌させる画期的な方法

「NO《エヌオー》」のすごさ、ご理解いただけましたか？　当然気になるのは、「NO」をたくさん出すにはどうすればいいのか、ということですね。

この章では、どうすれば「NO（一酸化窒素）」をたくさん出すことができるのか、具体的な実践方法を紹介していきましょう。

「NO力」を高めるために必要なこと——。

それは、ズバリ「血流をよくすること」です。

前述したとおり、

**◆「NO」がバンバン出る→血管が拡張し血流がよくなる**

わけですから、その逆もしかり。

**◆血流をよくする→「NO」がバンバン出る**

のです。これから「NO力」を高める方法をご紹介します。

# 01 「歩き方」を変えるだけで血管がどんどん若返る

動脈を拡張させて血液循環をよくするには**「有酸素運動」による筋肉の収縮が効果的**です。ウォーキングなどの有酸素運動は、動脈にとっては、やさしくもみほぐしてくれる"リラックスマッサージ"のようなものです。

さらに、「有酸素運動」によって筋肉を動かすと、酸素や栄養が消費されます。体はそれらを補うため、心拍数を増やしてより多くの血液を全身の細胞に送り出します。このとき、筋肉からは**「ブラジキニン」**という物質が放出されていますが、これが「血管内皮細胞」を活性化させて、「NO」の分泌を促します。

ある研究によると、**座っている時間が長い人ほど心臓の病気が多い**というデータがあります。背景には、有酸素運動不足による「NO力」の低下があるのかもしれません。

有酸素運動の代表といえば**「ウォーキング」**。さらに効果を高めるちょっとした工夫を次ページでご紹介しましょう。

ただし、ひざの痛みなどがある方は無理しないように。

歩幅を小さめにして歩くか、痛みが強い場合には、ウォーキングではなく、次に紹介する「ふくらはぎ体操（→26ページ）」や「手クロス体操（→28ページ）」など、ひざに負担のかからない体操を行ないましょう。

# 血管を鍛える「NO《エヌオー》ウォーキング」！

❶お腹と背中をくっつけるようなイメージで下腹部を凹ませる
❷いつもより少し早足で、歩幅は5㎝多くとるようにして歩く

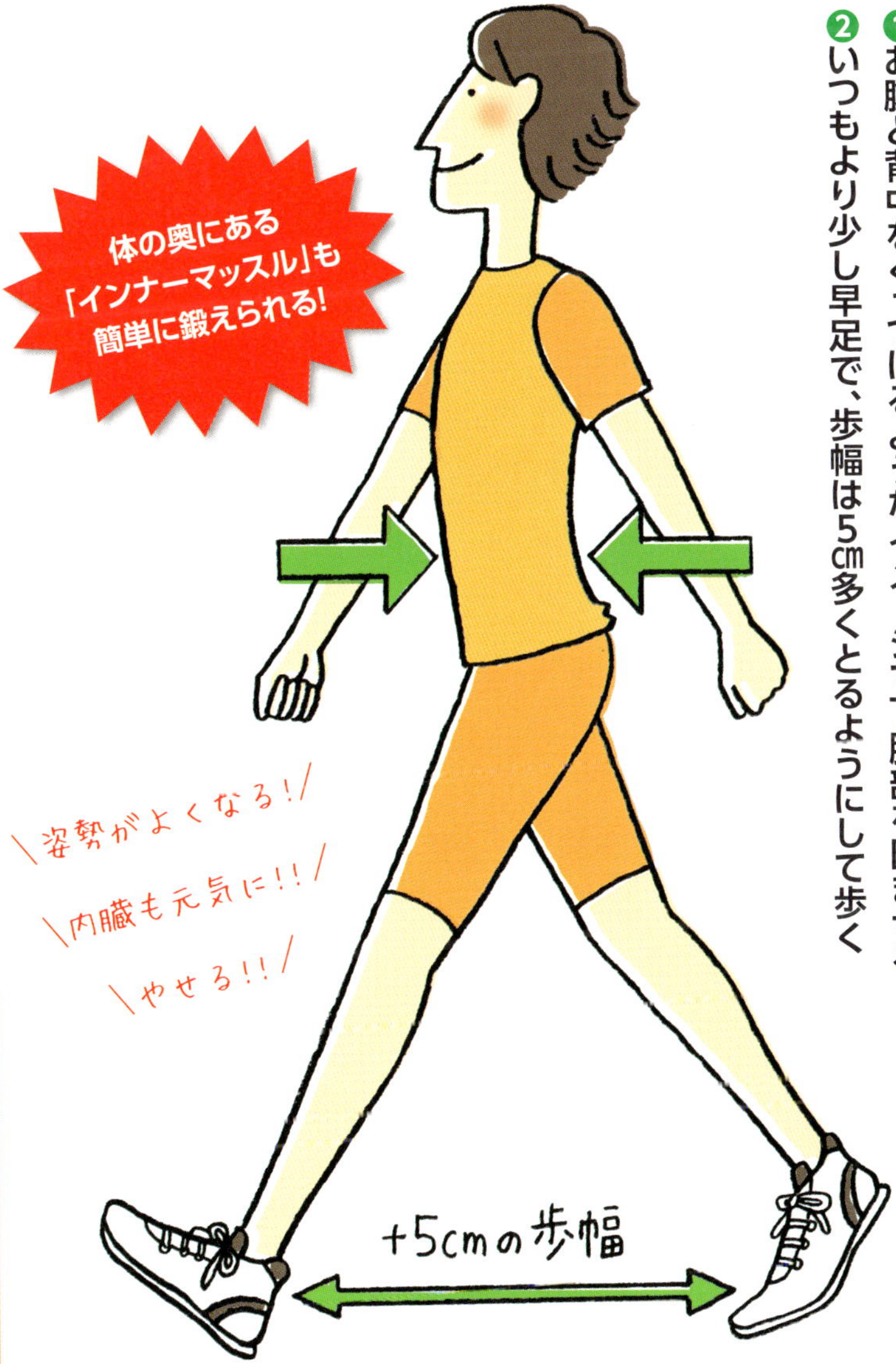
体の奥にある
「インナーマッスル」も
簡単に鍛えられる！
＼姿勢がよくなる！／
＼内臓も元気に！！／
＼やせる！！／
+5cmの歩幅

# 02

# 「ふくらはぎ」の筋肉収縮で血流をよくする

「ウォーキングをする時間がない」「ひざが痛くて歩けない」という方には、より手軽にできる**「ふくらはぎ体操」**がおすすめです。

ふくらはぎは**「第二の心臓」**と呼ばれます。

心臓は全身に血液を循環させるために新しい血液を送り出します。ただ、体の末端、とくに心臓より遠く離れ、低い位置にある足の血液を心臓に戻すのは大変です。そこで、ふくらはぎの筋肉が収縮することでポンプの役割を果たし、下半身の動脈や静脈の血流をよくするのです。

しかし、運動不足の現代人は、足を動かす機会が減っているため、この循環が滞っていることが多いのです。

そこで、この「ふくらはぎ体操」の出番です。

**患者さんにこのふくらはぎ体操を実践していただいたところ、たった4日間で「NO」の量が増えていました。**

「ふくらはぎ体操」は、できれば朝・昼・夜にそれぞれ1セットずつ、1日3回行なってください。

立って行なうふくらはぎ体操は、食器洗いや歯みがきをしながらでもできます。座って行なう体操は、入浴時に浴槽の中でやってもいいでしょう。足の疲れやむくみの解消にもなりますので、ぜひお試しください。

# 「ふくらはぎ体操」でNO《エヌオー》倍増！

## ●立ったまま「ふくらはぎ体操」のやり方●

❶足を軽く開いて立つ。机などに片手を置いてふらつかないようにする

❷ゆっくりかかとを上げて、つま先立ちに。ひざは曲げない

❸ゆっくりかかとをおろし、つま先をゆっくり上げてかかとで立つ

ポイント

＊ ❶〜❸を2分間繰り返す

＊ 朝・昼・夜と1日3回行なうとさらに効果的！

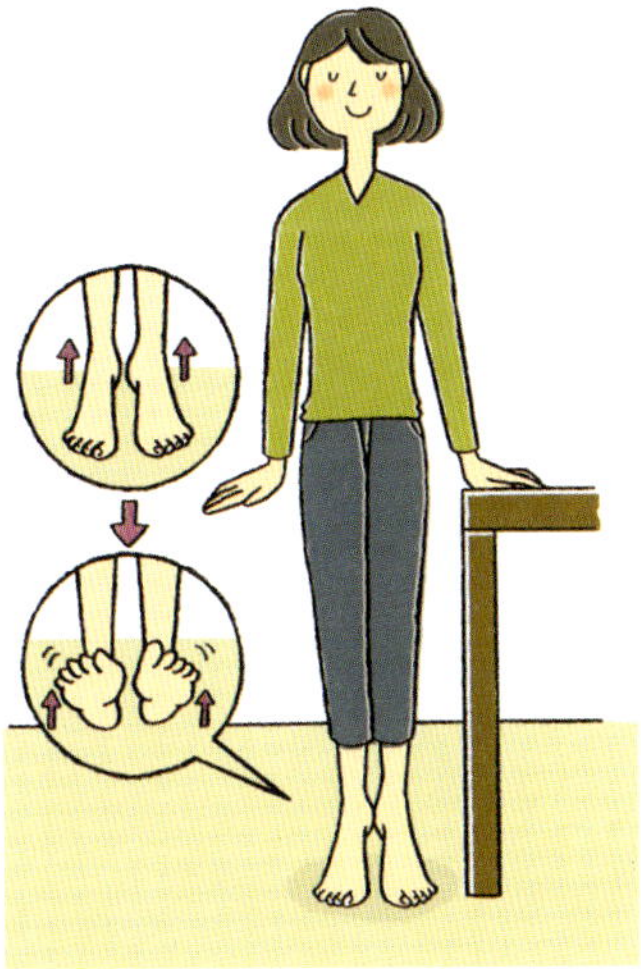

## ●座ったまま「ふくらはぎ体操」のやり方●

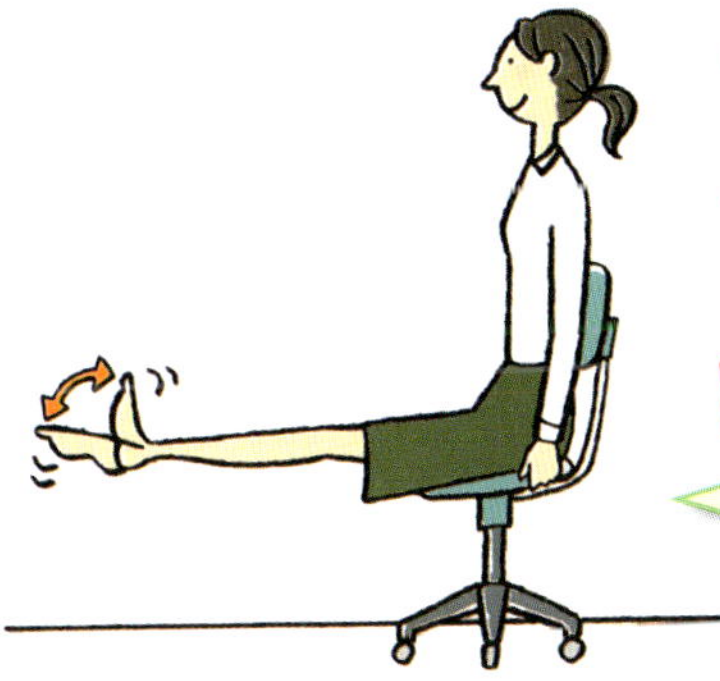

❶イスに座ってひざをまっすぐ伸ばす。両手でしっかりささえる

❷つま先を前後に動かす

ポイント

仕事の合間にササッとできる!

# 03 上半身のこりもほぐれる「手クロス体操」

前述どおり「座りすぎ」が死亡リスクを高めることがわかっています。また、世界20カ国を対象に座っている時間を比較した調査では日本が世界1位という残念な結果も。

仕事中は座りっぱなしであまり体を動かす機会がないという人は、仕事の合間などに前項の「ふくらはぎ体操」にプラスして、この**「手クロス体操」**を積極的に取り入れましょう。気分転換にもなり、仕事もはかどります。

血流を一時的に止め、その後流すことで**血管を収縮・拡張させる**この体操は、**上半身の血流改善に効果的で、肩こりの改善**にもつながります。

下半身の筋肉を動かす「ふくらはぎ体操」と合わせて毎日行なえば、全身の血流がよくなり、「血管内皮細胞」が刺激されて「NO力」がさらにアップします。

ちなみに、血管を健康にするためには、激しい運動よりも軽い有酸素運動を1日30分程度行なうのが一番効果的です。**家事や通勤などが有酸素運動として有効である**ことは、米国心臓協会などによる大規模調査の結果により科学的に実証されています。家事や通勤時間も15分程度の運動としてOK。その他、ご紹介したような軽い体操を合計15分程度行なえば、1日30分もラクにクリアできます！

# 座ったままで血流をよくする！

## ●その場でできる「手クロス体操」のやり方●

❶イスに深く腰かけ、へその下に力を入れて上半身を安定させる

❷こぶしをギュッと強く握り、両腕を抱え込むようにして胸の前で15秒間クロスさせる

❸握った手を大きくパッと大きく開きながら、両腕を開放するように大きく広げる

ポイント
＊ ❶～❸を3～5分間繰り返す

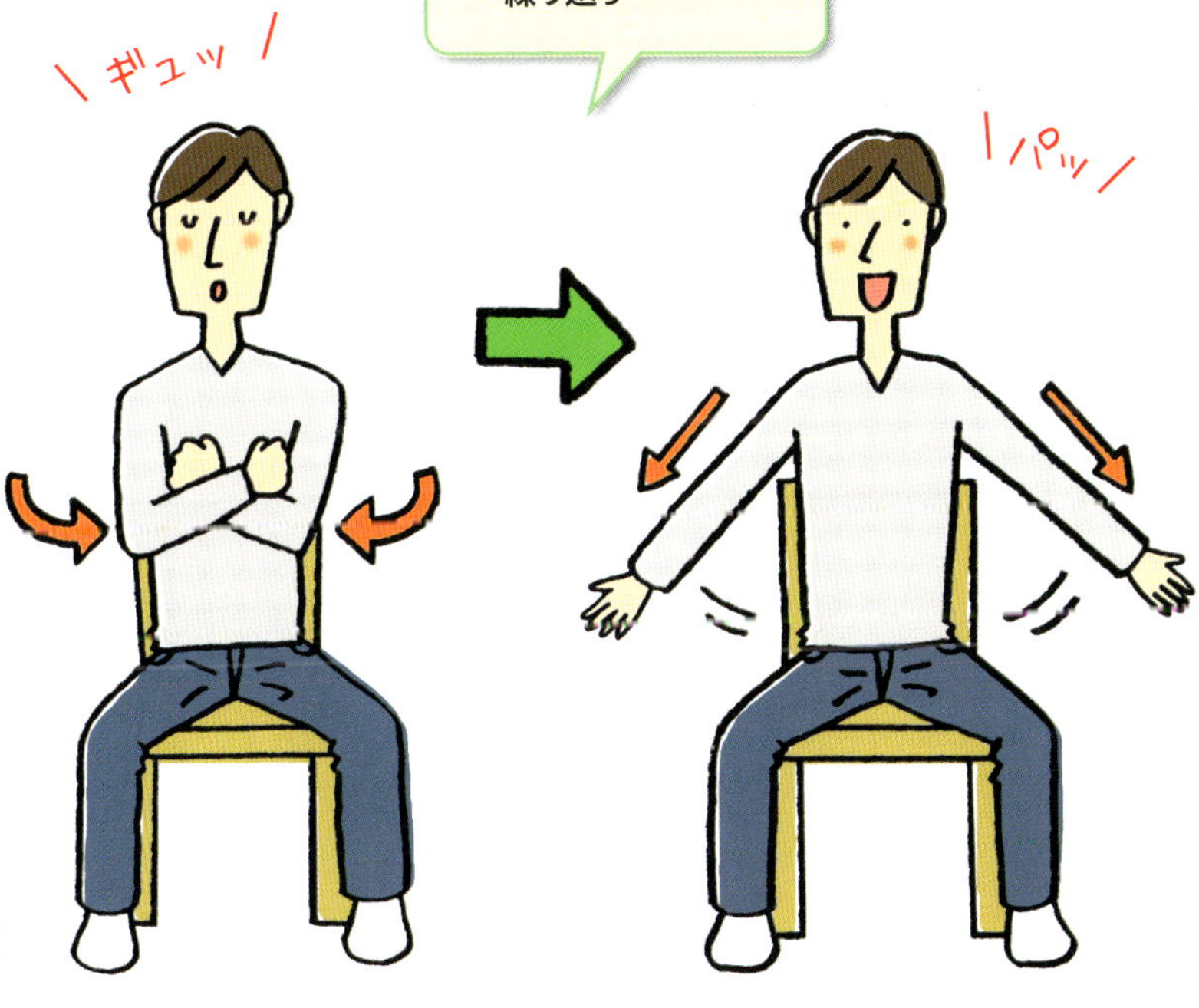

# 04

# 「1分間正座」で"自力加圧トレーニング"

実は**「NO」がたくさん出ているときに特有のサイン**があります。誰でも一度は感じたことのある"おなじみの痛み"です。

正座から立ち上がったとき足がジーンとしびれたことは？　雪合戦のあと手がジンジンしたことは？　それが「NO」がバンバン出ているサインです。

血管が拡張して一気に血流がよくなりジンジンしているとき、「血管内皮細胞」から「NO」の分泌が増えています。増加した「NO」はさらに血管を開き、血流を促進します。この刺激は「血管内皮細胞」への**"血管マッサージ"**のようなもの。さらに血流がよくなることで**酸素や栄養、老廃物の運搬が促され全身の組織が浄化**されます。

そこで、「NO力」ひいては「血管力」を高める「血管マッサージ」をご紹介しましょう。

## ◇いつでもできる「1分間正座」

もっとも簡単な"ジンジン"は、そう、「正座」です。長い間正座する必要はありません。むしろ、あまり長時間正座をしていると、ふくらはぎの血行が滞ってしまいます。せいぜい1分程度、立ったときに足がジンジンするくらいの正座がおすすめです。

# シンプルだけど、即効果「1分間正座」

## ●超簡単！「1分間正座」のやり方●

1分間正座したあと、足を伸ばしてリラックスする

ポイント
＊ これを数回繰り返す
＊ 1分間の正座で足がジンジンしない場合は、正座をしている時間をもう少し長くするとよい

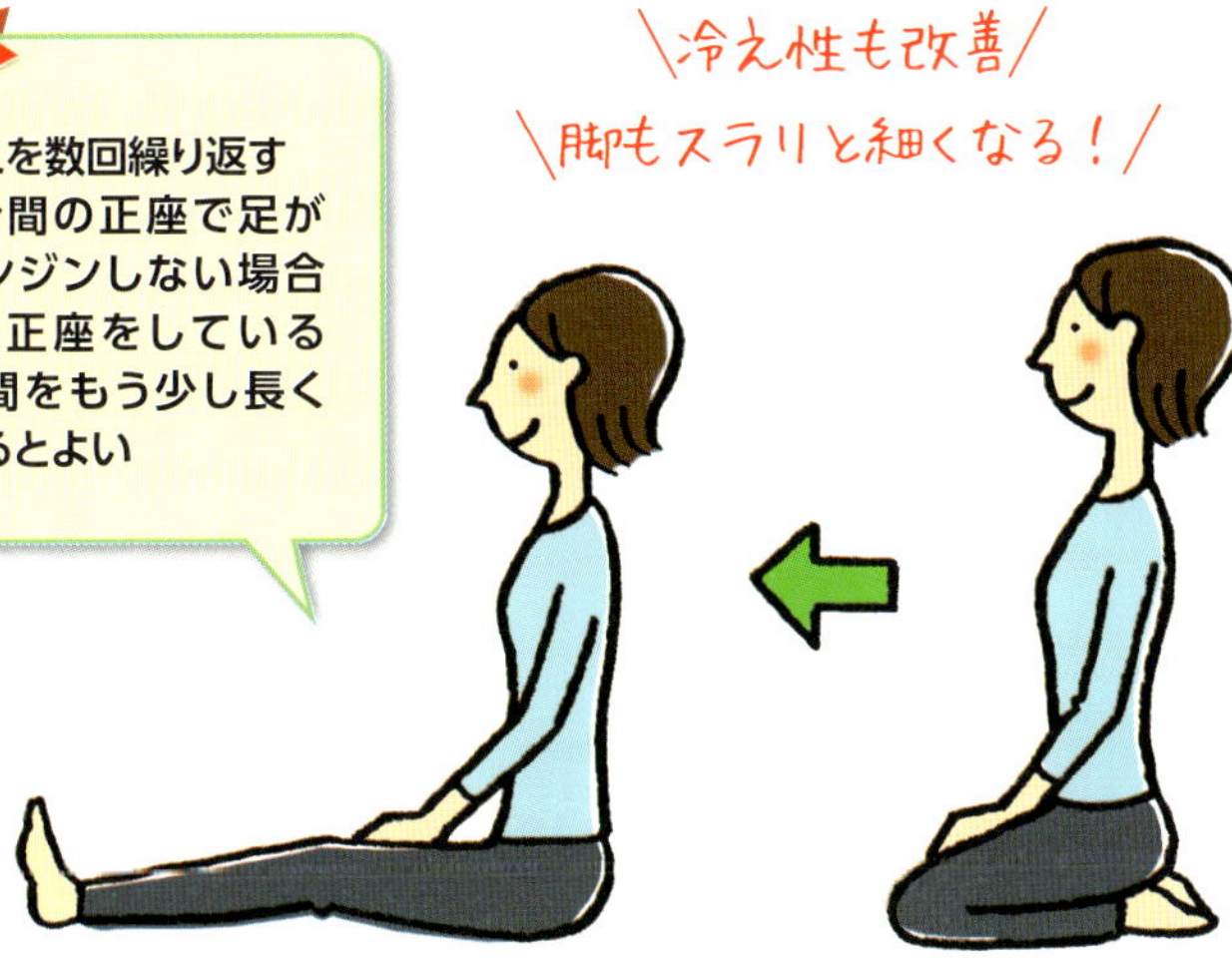


「な～んだ、正座か…」とあなどることなかれ！「加圧トレーニング」という言葉を聞いたことがありませんか？　専用のベルトで血流を制限した状態で行なうトレーニングのことです。この加圧トレーニングを継続的に行なうと、「NO」が分泌されるようになり、血管内皮細胞が若返るという臨床研究データが出ています。
実は、この「1分間正座」は、自宅で、気軽にできる“自力加圧トレーニング”なのです。

# 05

# NO力《エヌオーりょく》アップ「賢い入浴法」

「冷え性の改善」によいといわれるものは、ほとんどが血管を拡張させるので「NO力《エヌオーりょく》」アップにも効果的です。たとえば、**「ショウガ」や「トウガラシ」**、**「適量のアルコール」**など体を温めるものは「NO」の分泌を促します。**「半身浴」**もそうです。ただ、高齢の方や血圧が高めの方は注意が必要で、血管に負担がかからない入浴法を心がけましょう。42〜43度の熱めの湯につかった場合、末梢《まっしょう》血管が収縮して血圧が上昇する**「驚愕《きょうがく》反応」**が引き金となって脳卒中や心筋梗塞を発症することがあります。

また、ぬるめでも長湯しすぎると、血管の過度な拡張と発汗による脱水によって収縮期血圧（上の血圧）が下がり、**脳への血流が減少して意識を失う**こともあります。

**38度ほどのぬるめの湯に、みぞおちの下あたりまでつかり、10〜15分程度入浴するのがおすすめ。**湯につかりながら両足首を曲げ伸ばしすれば「NO力」倍増です。

とくに冬場は、**浴室と脱衣所の室温**に気をつけてください。「寒い！」「冷たい！」と感じた瞬間、血管はギュッと収縮。血圧は急上昇してしまいます。**脱衣所に暖房機を設置したり、お湯を流して洗い場のタイルを温めておく**と心筋梗塞や脳卒中の予防になります。

# 体を温めると、血管も超健康になる！

## 「NO力」をアップさせる食べ物・飲み物

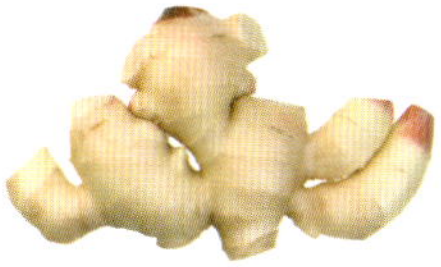

ショウガ

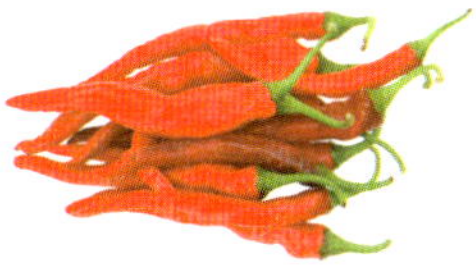

トウガラシ

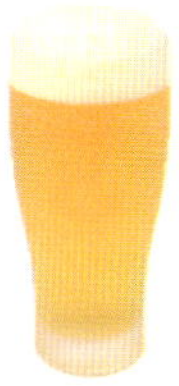

適量のお酒

ジンゲロール・ショウガオールやカプサイシンといった辛み成分が血管を拡張させ、血液循環をよくする

ただし、飲み過ぎは厳禁!

## お風呂での突然死を防ぐ入浴法!

血管は温度差に敏感!

冬場は脱衣所は温める。洗い場に湯を流してタイルも温める

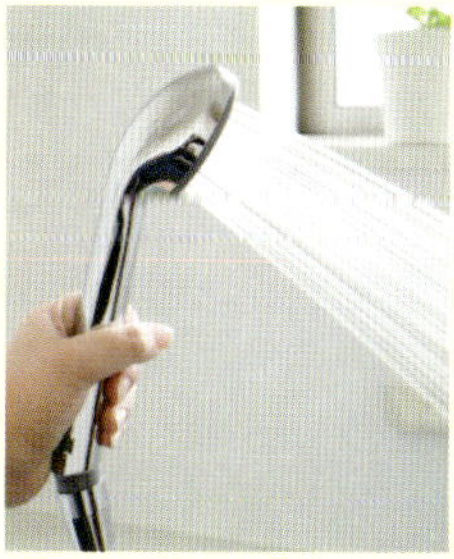

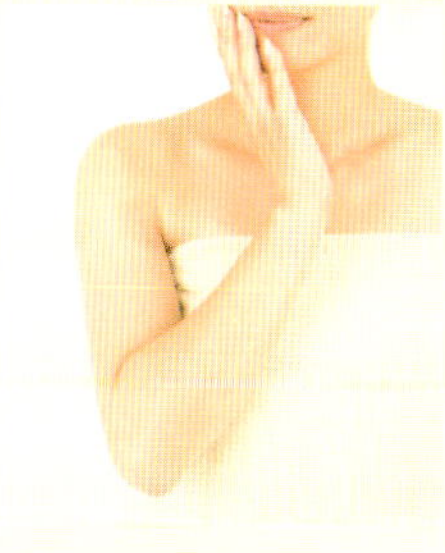

ぬるめのお湯でも15分以内で湯船から出る

「あ〜」と声を出しながら入る

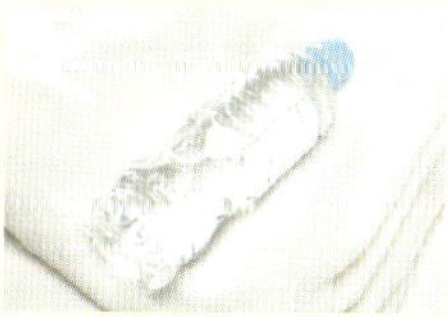

全身の筋肉の緊張がほぐれ、血圧の上昇を防ぐ。入浴後は水分補給を忘れずに

# 06 ストレスは血管事故のもと。こまめに解消を！

末梢の細い動脈は**「自律神経」の影響を受ける**ので、気分の変化が血液循環を左右します。ストレス時は**「交感神経」**が緊張し末梢の動脈はギュッと締まり血圧が高くなります。手足の先は一時的に血流が減少します。一方、リラックス時は**「副交感神経」**が優位になり、末梢の血管は緊張が解けて手足の血流は増加します。このとき、血圧は低くなります。「交感神経」の緊張が続くと、血圧がずっと高いので血管に負担がかかり、傷つきやすくなります。

そこで、ストレスが続き「交感神経」が優位な方に、おすすめのリラックス法をご紹介します。末梢の血管の収縮を解消し、拡張を引き起こし、「NO」の分泌を促します。

①**【腹式呼吸】**ストレスを感じているときは、呼吸は浅く回数が多くなり、それが不安感につながるという悪循環に陥りがちです。そんなときには**ゆったりとした深呼吸をすると副交感神経の働きが高まってリラックスできる**のです。

②**【筋デレ運動】**不安や心の緊張があると体の筋肉も硬くなります。そんなときには、**わざと筋肉を緊張させてから一気に脱力することで神経の緊張、心の緊張がとれる**のです。脱力したとき、手足がジンジンと温かくなれば、血流が増加し、「NO」が分泌されているサインです。

# 気分もスッキリ！「副交感神経」をONにする

## ●脳もスッキリ「リラックス腹式呼吸」のやり方●

❶へその下に両手を当てて、お腹を凹ませながら口をすぼめて息を6秒かけてゆっくりはき出す

❷1～2秒息を止めて、今度はお腹を膨らませながら3秒かけて鼻からゆっくり吸い込む

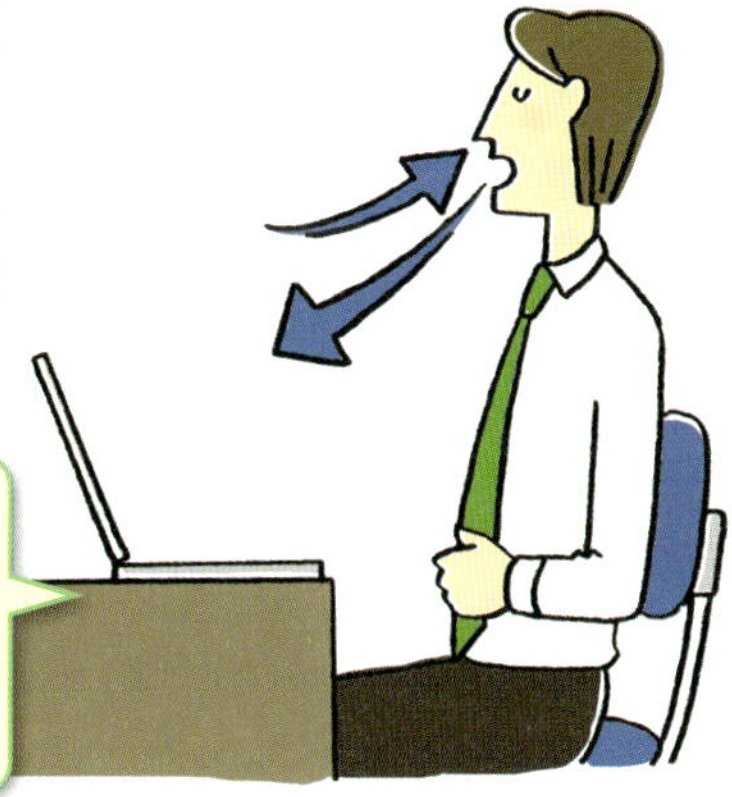

ポイント
* 複数回繰り返す
* 息をはきながら体を前に倒し、息を吸い込みながら体を起こす動作を加えてもいい

## ●一気に脱力！「筋デレ運動」のやり方●

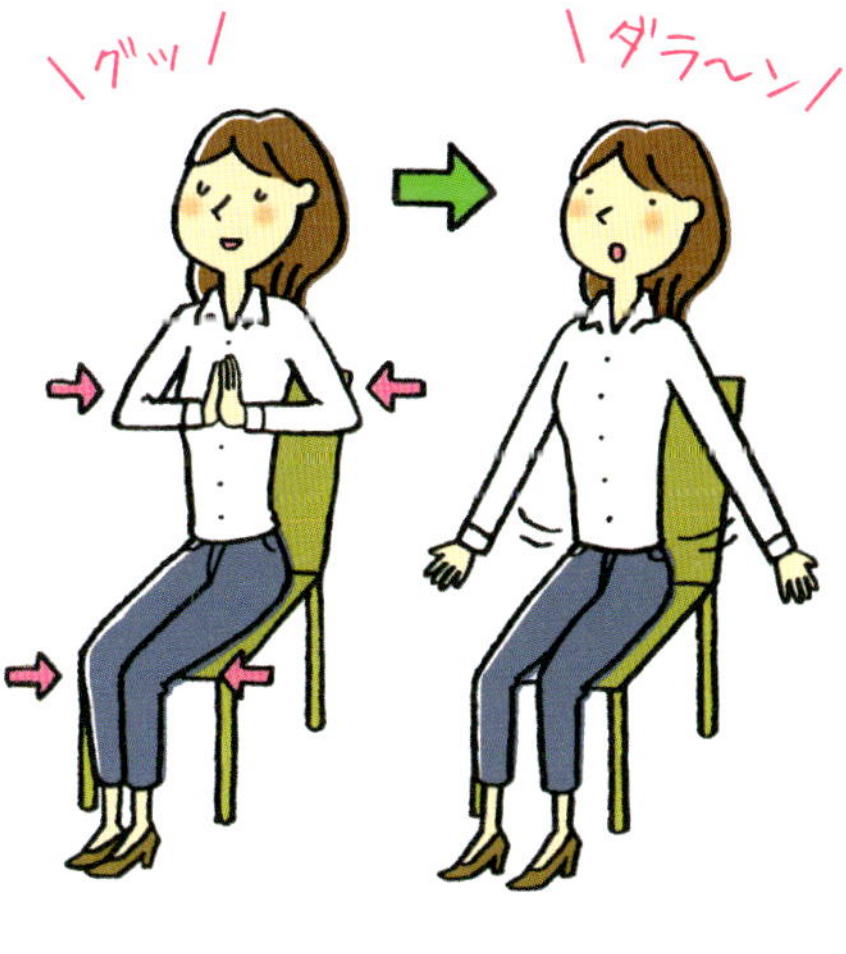


❶イスに座り両手を胸前で合わせ、互いに手のひらで押し合う。同時に両膝も同じように押し合う

❷10秒間グッと力を込めて押し合ったら、一気に脱力する

ポイント
* 3回繰り返す
* 呼吸は止めない

# 第3章

突然死だって防げる！

# 血管年齢ではわからない〝隠れた危険〟をみつける方法

いかがでしたか？

楽しみながら「NO力《エヌオーりょく》」をアップしていただけたでしょうか。

いま、みなさんの血管の中では、「NO」が大活躍しているかもしれませんね。

さあ、「NO」について学んでいただいたあとは、いよいよ「血管力」についてご説明していきましょう。

「NO力」アップは「血管力」を高めるための手段でしたね。

本章では、いよいよ「血管力」について説明していきましょう。

みなさん、ついてきてください！

# 01 血管年齢が若くても、血管力が正常なわけではない!?

**「血管年齢」**という言葉をここで改めて説明しておきましょう。心臓から動脈へ血液が送り出されると**「脈」**が生じます。脈打つ血管にセンサーを当て、その変化を波形として描いた**「脈波《みゃくは》」**は、血管の状態に応じて変化します。それらを記録し数値化して**「血管が何歳相当にしなやかさを失い硬くなったか」**を表わしたのが**「血管年齢」**です。

一般的に普及しつつある「血管年齢検査」ですが、その結果に表われにくい動脈硬化があるのです。

初期の動脈硬化は、とても軟らかいコブのようなもの（プラーク）が血管の内側の壁の表面にできます。時間が経過しプラークが大きくなったり、新たなプラークができると、次第に血管の壁全体が厚く硬くなります。

この軟らかいプラークはあっても**血管の壁全体がそれほど硬くない段階の動脈硬化は、「血管年齢検査」では過小評価されてしまう**のです。

「血管年齢」＝「血管力」でない理由はここにあります。血管力は「血管全体がしなやかさを保ち、その内壁はなめらかで、血液をスムーズに循環させることのできる力」ですが、血管年齢検査は「血管全体がしなやかさを保っているか否か」のみを評価しているのです。

# 「血管の内側」が重要です！

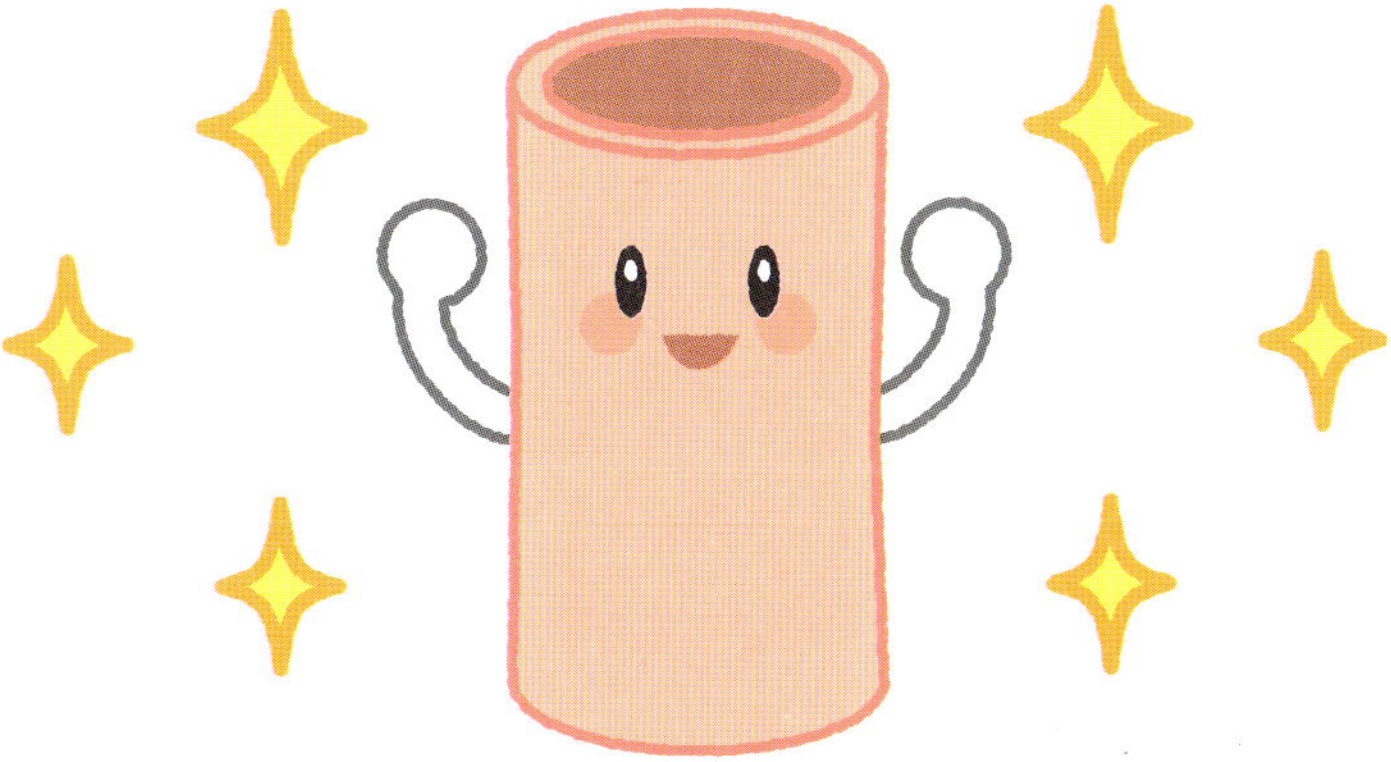

## 「血管力」とは…

1. 血管の
しなやかさ

2. 血管の内壁の
なめらかさ

3. 血液が
スムーズに
流れているか

**「血管年齢」は
ココのみの評価**

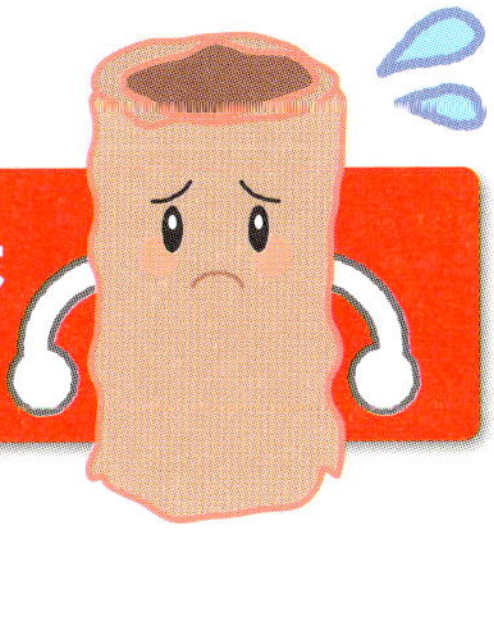

02

# まだ軟らかいプラークも、この方法ならみつけられる！

では、「その内壁がなめらかで、血液をスムーズに循環させることができるか」を評価する手段はないものでしょうか。そこで有用なのが、**「頸動脈《けいどうみゃく》エコー検査」**です。

●**「頸動脈エコー検査」……首の動脈（頸動脈）に超音波を当てて、動脈の状態（血管の内腔《ないくう》にプラークなどが生じて狭くなっていないかなど）を調べる**

この検査で、心臓から脳に血液を送る頸部の動脈壁を超音波で観察すると、プラークの状態や内腔の狭さを確認できます。**血管年齢の異常として検出されないまだ軟らかいプラークもこの方法ならみつけることができます。**

健診で「脂質異常」を指摘され、私のクリニックを受診された50代男性の患者さんは、喫煙者だったことから動脈硬化の進行が危惧されました。ところが「血管年齢検査」の結果は年齢相応の50代でした。

そこで「頸動脈エコー検査」をしたところ頸動脈の壁の内側にはプラークが数カ所検出されたのです。しかし、血管壁はそれほど硬くなっておらず、「血管年齢検査」では実年齢相当という結果だったというわけです。このような例は決して少なくありません。

# 「動脈硬化」の早期発見こそ、血管事故を防ぐ最大の秘訣

## 頸動脈エコー検査

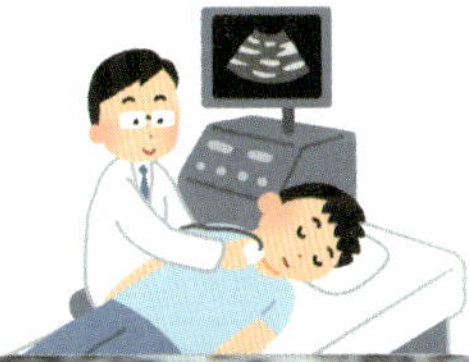

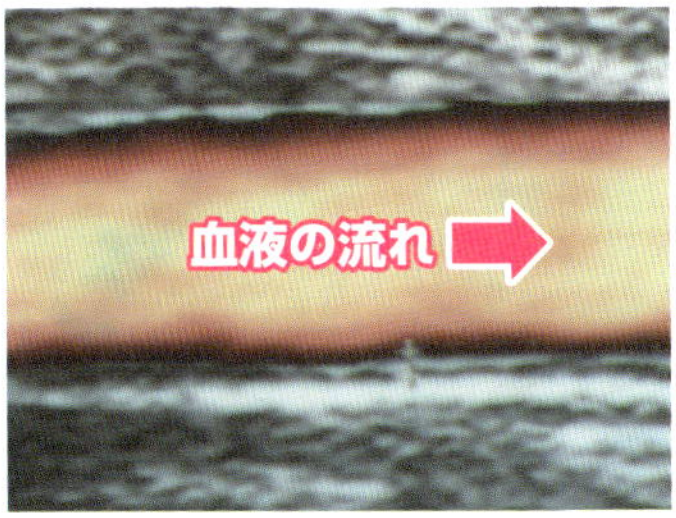

正常の血管

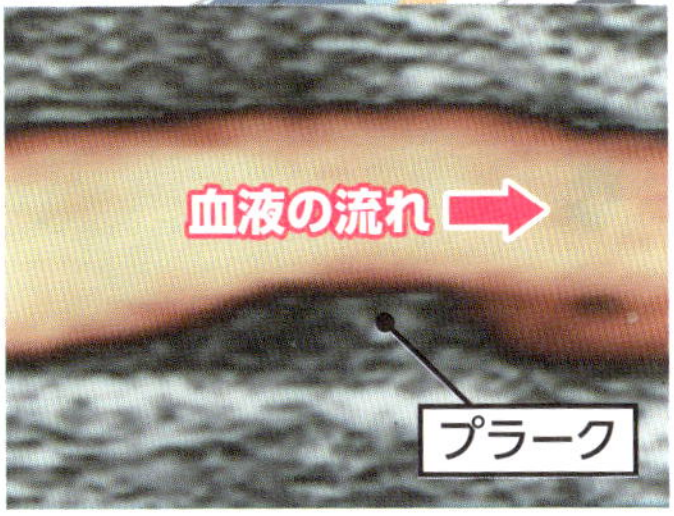

プラークが生じた血管

**内壁のなめらかさ**　**血液の循環具合**

**がわかる!**

軟らかい血管に
危険なプラークが
みつかることも!

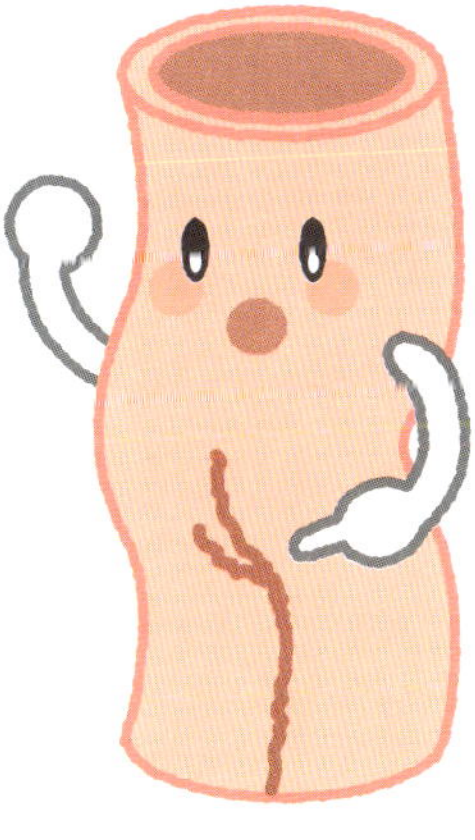

# 03 「自覚症状のない動脈硬化」が突然死を引き起こす！

**「心筋梗塞」**は、心臓の筋肉（心筋）に酸素と栄養を送っている「冠動脈《かんどうみゃく》」にできた動脈硬化の〝コブ（プラーク）〟が傷つき、そこに生じる「血栓《けっせん》」によって血流が途絶えて発症します。

ところで「心筋梗塞」を発症するときプラークの大きさはどれくらいだと思いますか？　すでにプラークは大きくなっていると思われがちですが、実は、**初期段階の小さいプラークのときにこそ起こりやすい**のです。

1998年の厚生省（現厚労省）の調査では、心筋梗塞全体のうち86％は血管の内腔が0～75％狭くなっている状態で発症していました。それよりも狭くなる（プラークが大きくなる）と血液が流れにくくなり「狭心症《きょうしんしょう》」を引き起こすと考えられます。狭心症は症状が出やすく発見されやすいので、心筋梗塞になる前に治療を受けている可能性も高いのです。

ここで強調しておきたいことは、**「自覚症状のない動脈硬化」が原因となって、急性心筋梗塞などの血管事故を突然発症するケースが多々ある**のだということです。

動脈硬化や、その原因となる生活習慣病が、**「サイレントキラー（静かなる殺し屋）」**と呼ばれる理由はここにあるのです。

## 自覚症状ナシ！ 初期の動脈硬化は「サイレントキラー」

| 小さいプラーク | 大きいプラーク |
| --- | --- |
| 血管断面図 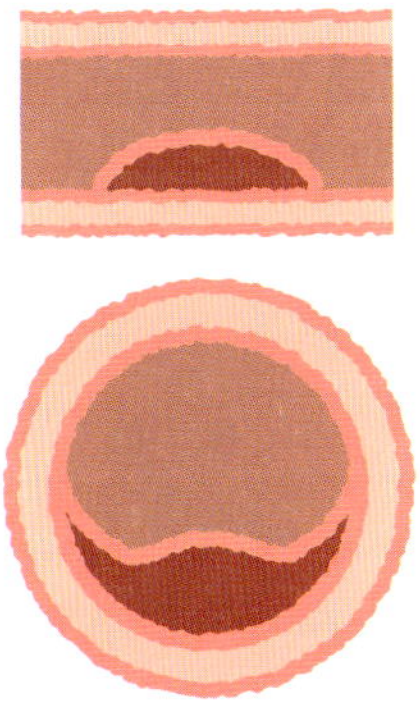 | 血管断面図 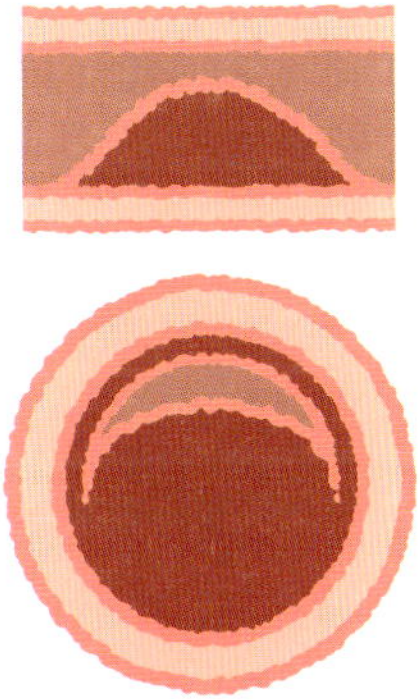 |
| | 血流が悪くなり、「狭心症」に |
| 自覚症状なし | 自覚症状あり |
| 発見されにくい | 発見されやすい |
| 破れやすい | 硬くて丈夫 |
| 突然の心筋梗塞など、血管事故のリスクが高い | 早めの治療を行なうことが可能 |

# 04 なんとなくだるい、がんばれなくなってきた……は、「血管力」低下の黄信号

血管は**「ものを言わぬ臓器」**と呼ばれます。前述したとおり血管の病気のほとんどは自覚症状なく進行し、突然命を奪うことが多いからです。しかし私は「血管力」の低下が出す〝サイン〟はある程度察知できると思っています。

それが**「未病《みびょう》」**です。これは東洋医学の考え方で、**「病気ではないけれど健康でもない状態」**のこと。そして、**「未病」に大きく関わってくるのが血管や血液です。**

生命活動維持に必要な栄養素や酸素、水は、血管を流れる血液とともに全身の細胞に運ばれます。細胞で生じた老廃物や体に有害なものは、血液とともに回収されて無害なものに代謝されたり、体外に排泄されたりします。

**血液の流れが滞るとこれらがスムーズにできなくなり、疲れやすくなったり、だるさがとれなくなったり、肩こりや冷え性といった「未病」に悩まされる**のです。

私の患者さんには私のアドバイスに従って「血管力」がアップした方が数多くいます。みなさん「肌の調子がよくなった」「すっきり目覚められるようになった」「だるさと腰痛、肩こりが解消した」と、体調の改善を実感されています。「血管力」と「未病」の関係をこれまで多くの患者さんが実際に証明してくださっています。

# 未病は、「血管力」が低下しているサイン

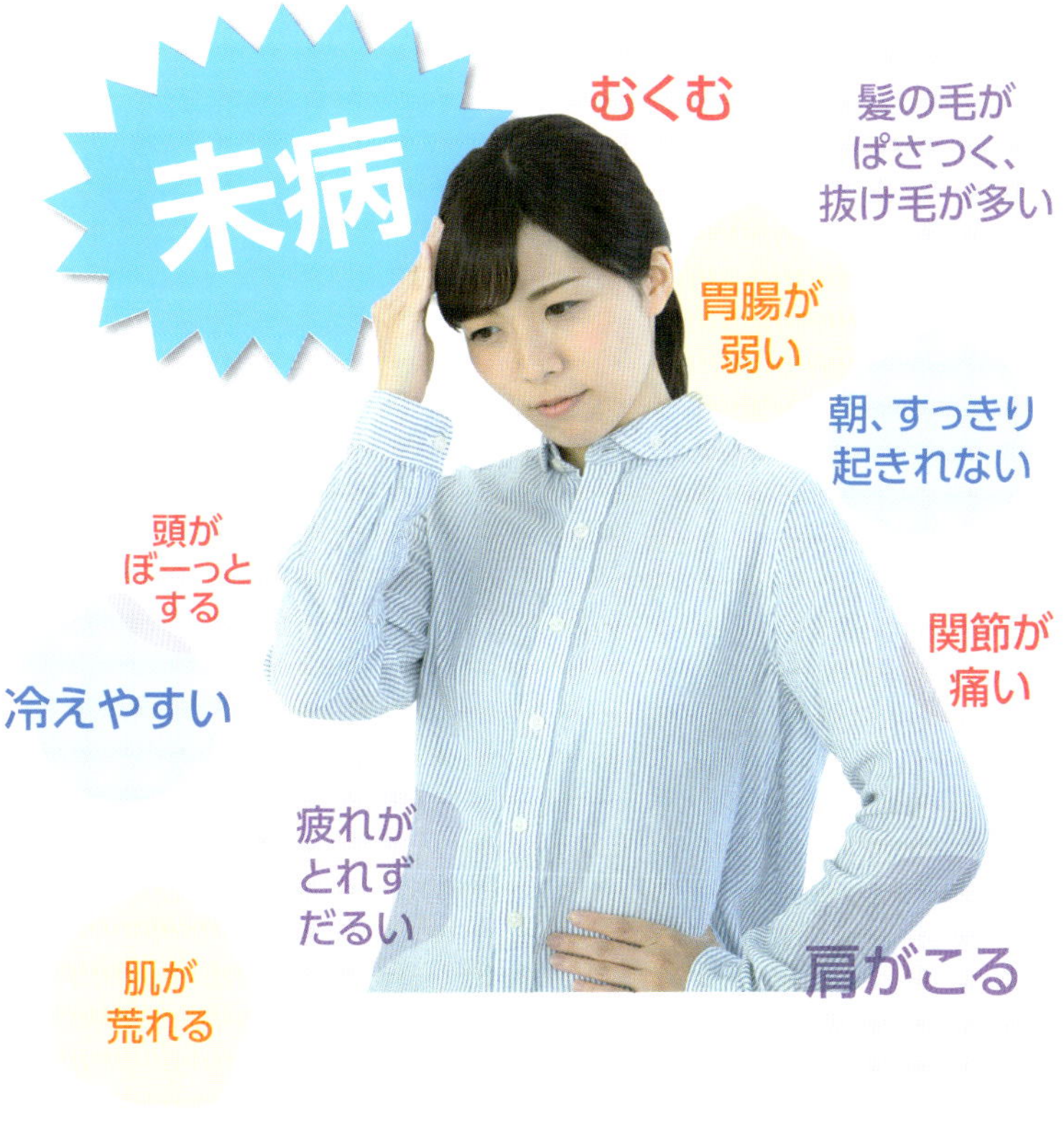
未病
むくむ
髪の毛がぱさつく、抜け毛が多い
胃腸が弱い
朝、すっきり起きれない
頭がぼーっとする
関節が痛い
冷えやすい
疲れがとれずだるい
肌が荒れる
肩がこる

こんな症状がある人は、
「血管力」が弱っているのかもしれません。
**「血管力アップ」**に努めましょう!

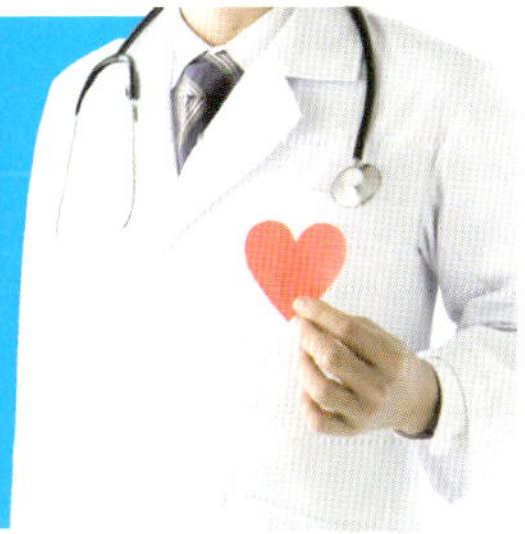

05

# 30代でも早すぎない！「血管にいいこと」始めましょう！

あなたが30代、40代なら、血管について考えたことも、まして血管の老化など想像できないかもしれません。

しかし、あなたが好きなものを好きなだけ食べ、体を動かすこともなく、タバコを吸っているとしたら、**若くてもかなり「血管力」が低下している**でしょう。血管の老化が始まり、動脈硬化はどんどん進行していきます。だるいなど**「未病」に心当たりがあれば、黄信号は点滅中**です。

生活習慣を変えないまま50歳を過ぎるころには、モノを言わないはずの血管が主張を始めます。〝ささやき声〟で気づけばいいですが突然、心筋梗塞、狭心症、脳卒中など大声で騒ぎ出すことも……。**突然死、重い後遺症など健康長寿とはほど遠い結果がその先に待っています。**

そうならないためにも、生活習慣を見直して「血管力」を高める生活を送ってほしいのです。**30代から血管にやさしい生活を送る。それが突然死を防ぐ階段への第一歩**です。たとえ50歳を過ぎていても遅すぎません。70歳でも血管は若返ります。気がついたいまがチャンスです。

参考までに、自宅での正しい血圧の測り方と、脳卒中や心筋梗塞の現在のリスクがわかる表を2つのせておきますので、試してみてください。

# 「自宅での血圧測定」のポイント！

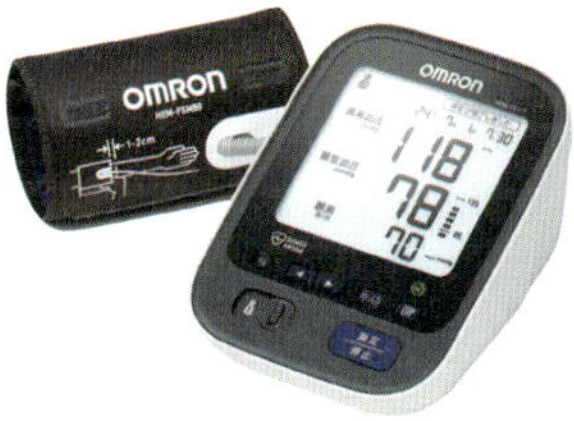


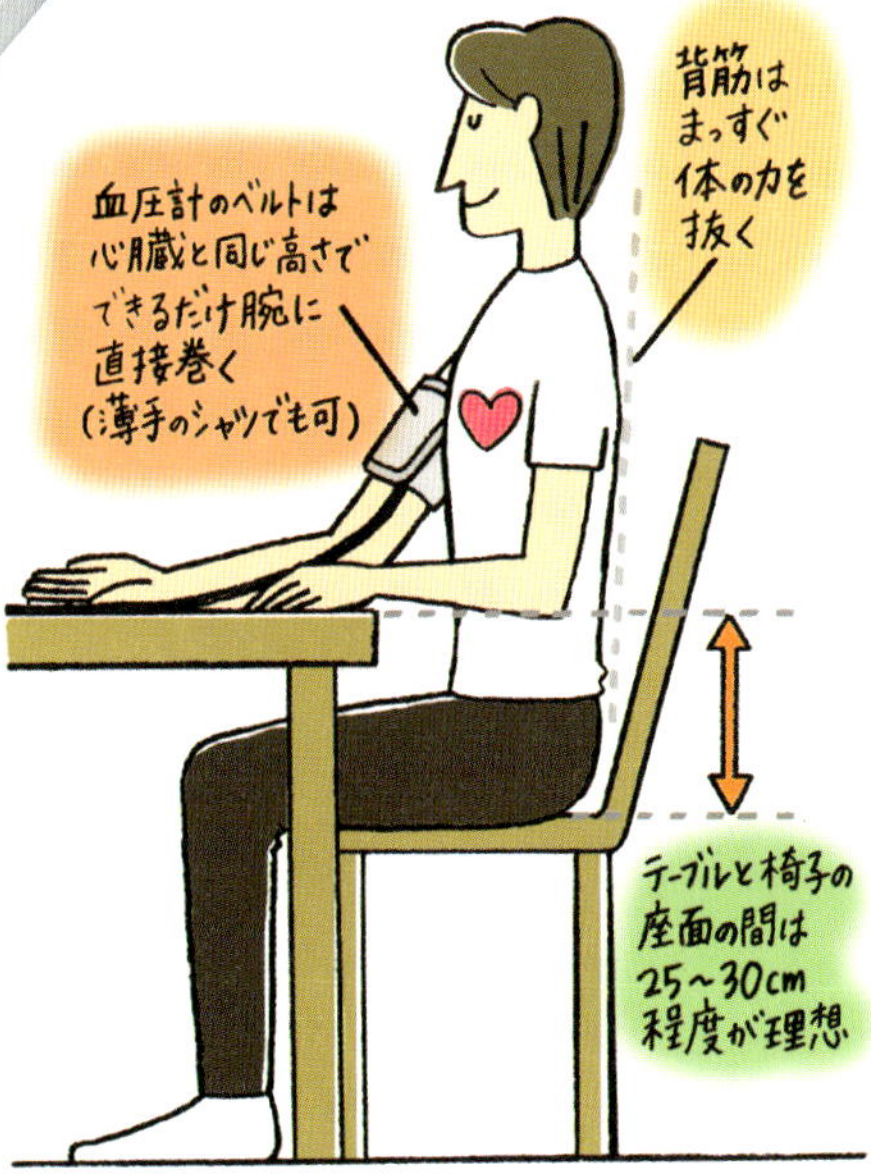
血圧計のベルトは
心臓と同じ高さで
できるだけ腕に
直接巻く
(薄手のシャツでも可)
背筋は
まっすぐ
体の力を
抜く
テーブルと椅子の
座面の間は
25~30cm
程度が理想

- 起床後と就寝前の測定がおすすめ
- 朝は起床後1時間以内、就寝前は運動や入浴直後を避け、できるだけ同じ時間帯に測定する
- それぞれ2回測定し、2回の平均値か、上の血圧が低かったほうをノートなどに書き留めておく

➡ 血圧は行動、気温、精神状態などで変動します。できるだけ毎日測定し、自分自身の「ふだんの血圧値」を把握しておくことが大切。それよりも高い日は、「疲れているから無理しないようにしよう」などケアできるからです

# あなたは大丈夫？「突然死」危険度チェック①

## この10年間で脳卒中を発症する確率は？

注・主に脳梗塞と脳出血を合わせて脳卒中といいます

| 年齢 | 点数 |
|---|---|
| 40～44 | 0 |
| 45～49 | 5 |
| 50～54 | 6 |
| 55～59 | 12 |
| 60～64 | 16 |
| 65～69 | 19 |

| 性別 | 点数 |
|---|---|
| 男性 | 6 |
| 女性 | 0 |

| タバコを吸う | 点数 |
|---|---|
| 男性 | 4 |
| 女性 | 8 |

| 肥満度(BMI) | 点数 |
|---|---|
| 25未満 | 0 |
| 25以上30未満 | 2 |
| 30以上 | 3 |

| 糖尿病 | 点数 |
|---|---|
| あり | 7 |

＊糖尿病とすでに診断されている方、または健康診断等にて血糖値（早朝空腹時のもの）が126mg／dl以上、もしくはヘモグロビンA1c(HbA1c)が6.5以上の方は「あり」となります。

| 血圧 | 点数 |
|---|---|
| **降圧剤を内服していない場合** | |
| 120未満/80未満 | 0 |
| 120～129/80～84 | 3 |
| 130～139/85～89 | 6 |
| 140～159/90～99 | 8 |
| 160～179/100～109 | 11 |
| 180以上/110以上 | 13 |
| **降圧剤を内服している場合** | |
| 120未満/80未満 | 10 |
| 120～129/80～84 | 10 |
| 130～139/85～89 | 10 |
| 140～159/90～99 | 11 |
| 160～179/100～109 | 11 |
| 180以上/110以上 | 15 |

＊肥満度（BMI）の算出　体重(kg)÷身長(m)÷身長(m)
＊血圧＝「収縮期血圧(上の血圧)」／拡張期血圧(下の血圧)」mmHg ＊最高血圧と最低血圧で点数の高いほうを加算してください。

**すべての点数を足した数値が**
**あなたの「合計点数」となります！**

| 合計点数 | 発症確率 | 血管年齢(歳) | |
|---|---|---|---|
| | | 男性 | 女性 |
| 10点以下 | 1%未満 | 42 | 47 |
| 11～17 | 1%以上～2%未満 | 53 | 60 |
| 18～22 | 2%以上～3%未満 | 59 | 67 |
| 23～25 | 3%以上～4%未満 | 64 | 72 |
| 26～27 | 4%以上～5%未満 | 67 | 76 |
| 28～29 | 5%以上～6%未満 | 70 | 80 |
| 30 | 6%以上～7%未満 | 73 | 83 |
| 31～32 | 7%以上～8%未満 | 75 | 85 |
| 33 | 8%以上～9%未満 | 77 | 90以上 |
| 34 | 9%以上～10%未満 | 79 | - |
| 35～36 | 10%以上～12%未満 | 82 | - |
| 37～39 | 12%以上～15%未満 | 85 | - |
| 40～42 | 15%以上～20%未満 | 90以上 | - |
| 43点以上 | 20%以上 | - | - |

出典：国立がん研究センターによる多目的コホート研究ホームページ　http://epi.ncc.go.jp/jphc/
＊レイアウトを一部改変しています。注は著者によるものです。

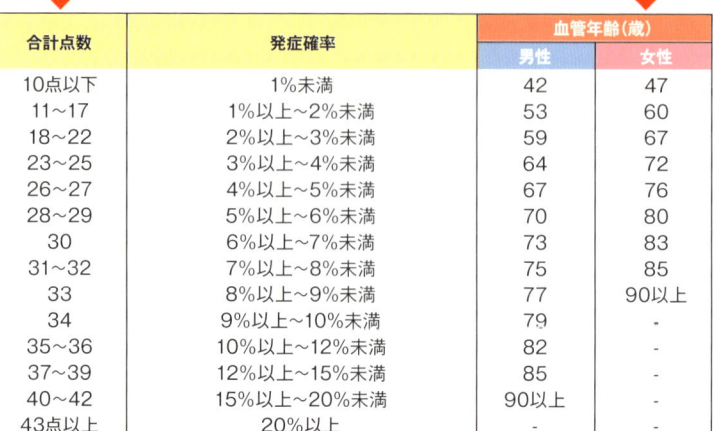

# あなたは大丈夫？「突然死」危険度チェック②

## 心筋梗塞＆狭心症のリスクは？

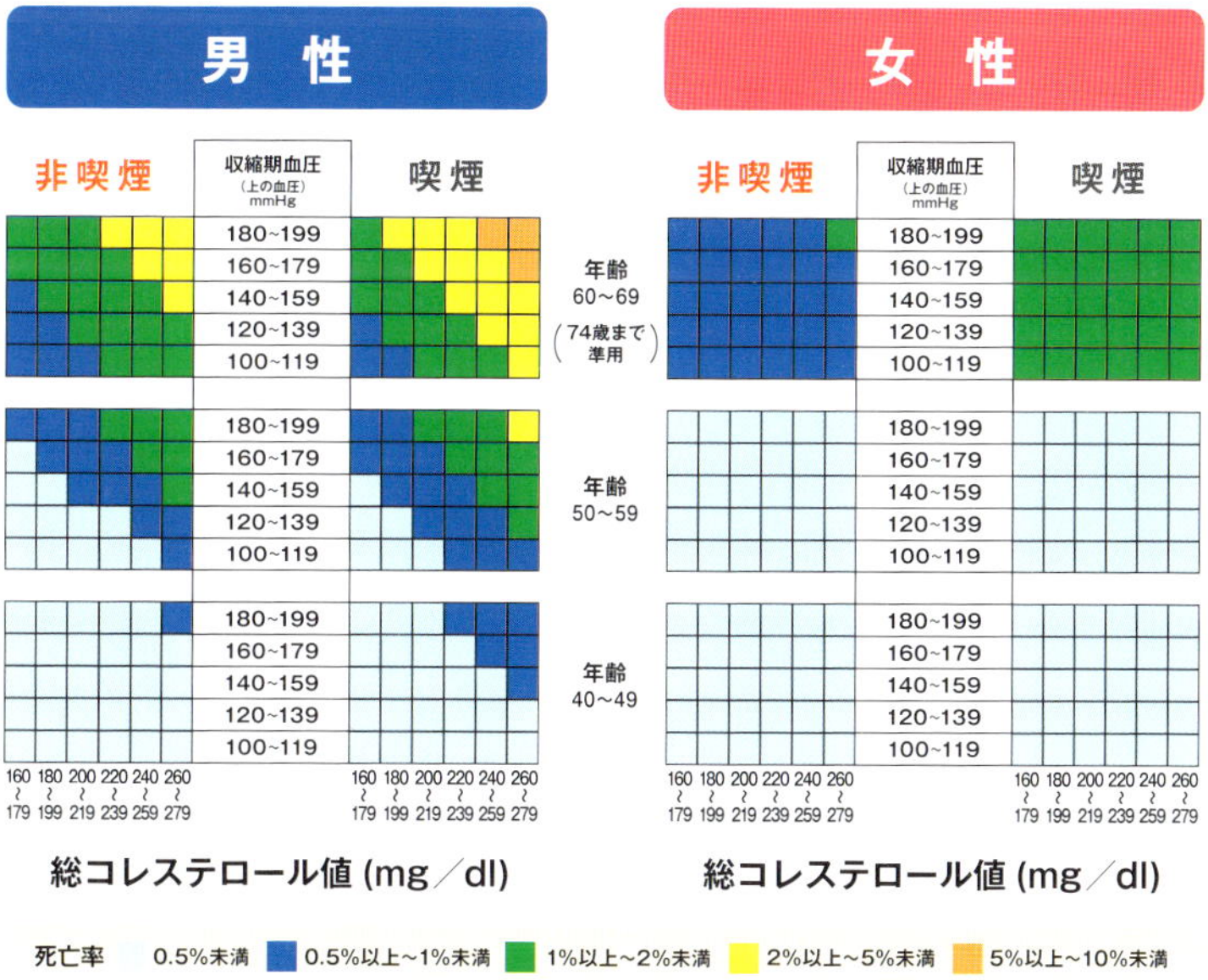


**危険因子の変化や加齢などで絶対リスクは変化します。**
**最低1年に1度は絶対リスクの再評価を行ないましょう。**
**2~3カ月に1度行なうなど、**
**習慣化して見直しすることをおすすめします。**

［補足事項］(1)総コレステロール値160未満の場合は、160～179の区分を準用してください。 (2)総コレステロール値280以上の場合は、260～279の区分を準用してください。 (3)収縮期血圧（上の血圧）100未満の場合は、100～119の区分を準用してください。 (4)収縮期血圧（上の血圧）200以上の場合は、180～199の区分を準用してください。 (5)75歳以上の方は、本リスクチャートを適用できません。 (6)血圧の管理は高血圧学会のガイドライン、糖尿病の管理は糖尿病学会のガイドラインにしたがっておこなってください。(7)喫煙者は絶対リスクが低くても、禁煙をおすすめします。 (8)糖尿病や高血糖者、慢性腎臓病患者などの高リスク状態の方は、本リスクチャートを適用できません。（出典:日本動脈硬化学会〈編〉:動脈硬化性疾患予防ガイドライン2012年版、日本動脈硬化学会、2012「冠動脈疾患絶対リスクチャート〈一次予防〉」より一部を抜粋・改変／注は著者によるものです）

# 第4章

## 動脈硬化の最新「医学常識」

# 「血管」が切れたり詰まったりしないために

みなさん、ここまでは大丈夫ですか？

さて、この章では、血管が切れたり詰まったりする最大の原因「動脈硬化」について、詳しくご紹介していきましょう。

前述したとおり、30代でも、40代でも油断は禁物です。

また、女性の場合、閉経によって女性ホルモンの分泌量が減少すると、動脈硬化の進行が急速に進むため、注意が必要です。

「動脈硬化」に対する知識と理解を深め、健康で豊かな人生を送るのに役立ててください。

# 01 血管が詰まる「梗塞《こうそく》」・破れる「出血」

私たちの体には網の目のように血管が巡っています。

血管には**「動脈」「静脈」「毛細血管」**の3種類がありますす。これらをすべてつなぎ合わせると、およそ9～10万キロメートル。地球を約2周半する長さにもなります。

動脈硬化に関係する「動脈」の長さだけを想像しても、いつ、どの場所でトラブルが発生するかを事前に把握することは、現実的には難しいところです。

さまざまな重篤《じゅうとく》な病気を併発する大敵「動脈硬化」は、**どこに進行するかによって、誘発される病気が変わります。**

たとえば、心臓を養う冠動脈で起これば**「心筋梗塞」「狭心症」**を、脳の血管で起これば**「脳梗塞」「脳出血」「くも膜下出血」**などを発症します。とくに脳の動脈硬化は、**「脳血管性認知症」**の原因にもなります。

動脈硬化が加齢現象を超えて進行し、誘発する病気をまとめて**「動脈硬化症」**と呼びます。血管が原因の病気なので、私はこれらの病気を**「血管事故」**と呼んでいます。

自覚症状がほとんどないままに進行し、発症したときには生命にも関わる致命的なケースが少なくありません。まさに、**動脈硬化は「サイレントキラー（静かな殺し屋）」**なのです。

# 「血管事故」はここに起こる！

脳動脈
- 脳梗塞（脳の血管が詰まる）
- 脳出血（脳の血管が破れて出血する）
- 脳血管性認知症（脳梗塞や脳出血などの後遺症として認知症になる）

大動脈
- 大動脈瘤（動脈硬化によって大動脈の壁がもろくなり内圧に負けて膨らむ）
- 大動脈解離（大動脈壁が裂け、血液が流れ込んで壁が内側と外側に解離する）

冠動脈
- 虚血性心疾患（冠動脈が狭くなったり、詰まったりする）

腎動脈
- 腎硬化症（腎蔵の血管に動脈硬化が生じ、腎臓が硬く萎縮して機能が障害される）
- 腎不全（糸球体の機能が60%以下まで低下した状態。10%以下になると人工透析治療が必要になる）

末梢動脈
- 閉塞性動脈硬化症（下肢の血管の動脈硬化が進み内腔が狭くなったり詰まったりして血流が不足する）

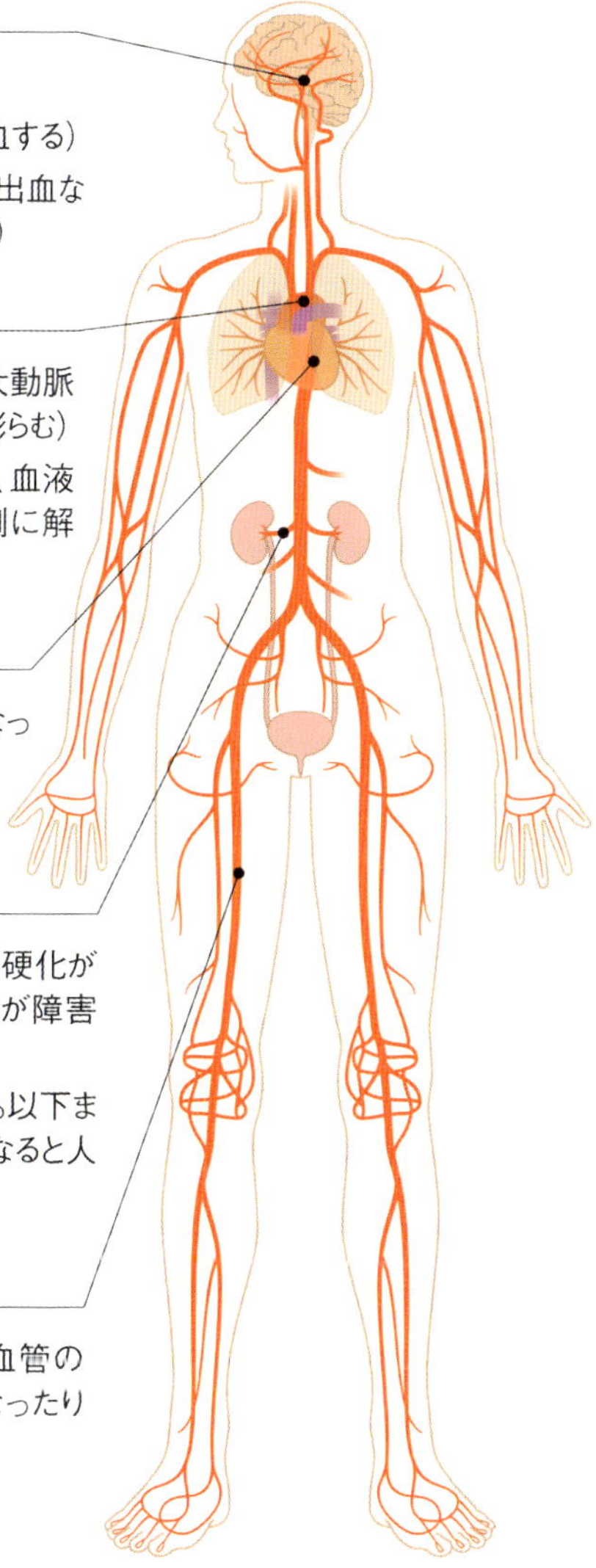

**血管事故は、いつでも誰にでも起こる可能性があります。**
**だからこそ、日頃から「血管を鍛える」習慣を!**

# 02 そもそも「動脈硬化」って何？

動脈硬化は、起こる部位だけでなく、どのように進行するかによって、次の3つのタイプに分けられます。

**①アテローム性動脈硬化（粥状《じゅくじょう》動脈硬化）**

**②細動脈硬化**

**③中膜硬化（メンケベルク型硬化）**

このうち、一般的に動脈硬化というときは①の「アテローム性動脈硬化」のことを指します。「頸動脈エコー検査」で調べられるのは、主にこのタイプの動脈硬化です。

それでは、次の項目からアテローム性動脈硬化の起こり方を簡単にご説明していきましょう。

**血管断面図**

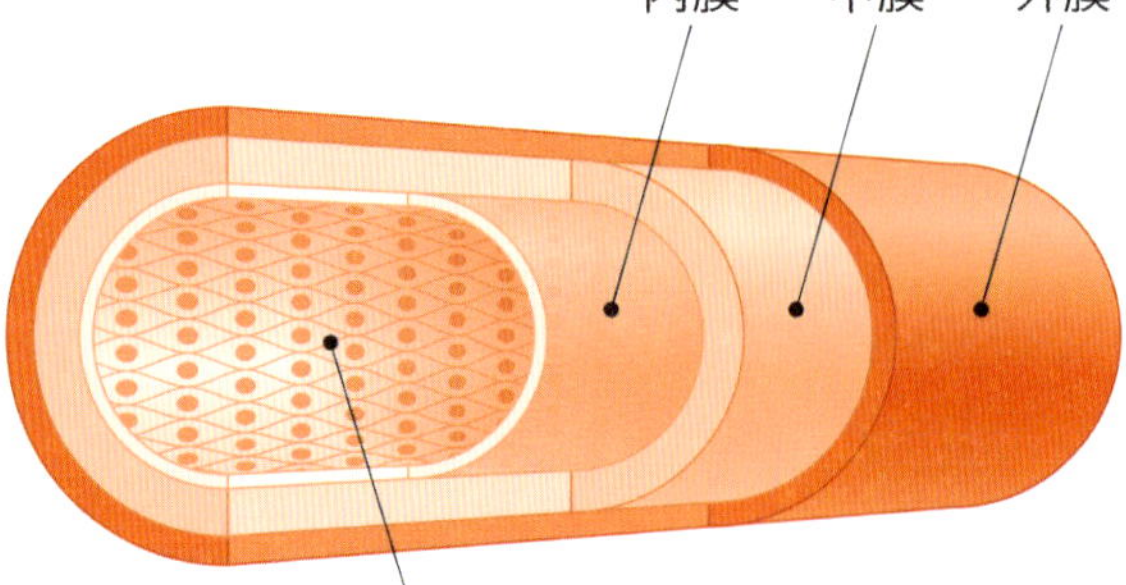

# 動脈硬化「3つの起こり方」

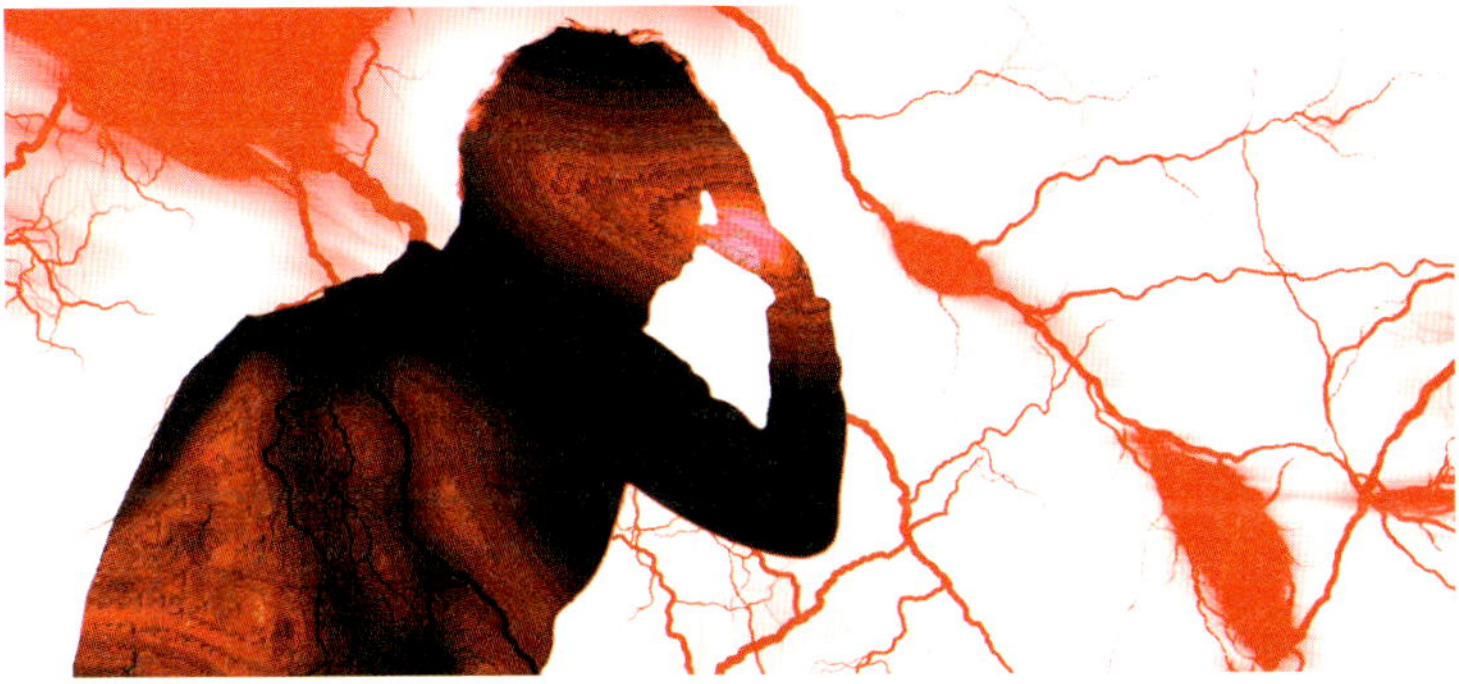

## ①アテローム性動脈硬化（粥状《じゅくじょう》動脈硬化）

血管壁の内膜に、コレステロールなどの脂肪からなるドロドロした粥状物質（アテローム）がたまってコブのようなものができ、次第に大きくなることで動脈の内腔が狭くなる。大動脈や脳動脈、冠動脈などの比較的太い動脈に起こる

## ②細《さい》動《どう》脈《みゃく》硬化

脳や腎臓の中の細い動脈に起き、3層になっている血管の壁（内膜・中膜・外膜）全体が厚くもろくなる。しなやかさが失われると血管壁は破れやすくなる。高血圧症が長く続いて引き起こされることが多いのが特徴

## ③中膜硬化（メンケベルク型硬化）

血液中のカルシウムが血管の壁の中膜にたまって石灰化を起こす。中膜が硬くもろくなり、血管壁が破れることもある。大動脈や下肢の動脈、頸部の動脈に起こりやすい

# 03 すべての始まりは、「血管内皮細胞」の障害から

**①血管内皮細胞の障害と単球（白血球）の侵入**

まず、生理的な加齢や高血圧、高血糖、脂質代謝異常などの危険因子により、血管の内側の**「血管内皮細胞」が障害されます。**傷ついた血管内皮細胞には**「単球（白血球）」**がくっつき、やがて血管内皮細胞の間から壁の内側へと侵入します。続いて内皮から血管壁の中へと侵入した単球は、異物を貪り食うようにして処理する細胞**「マクロファージ」へと変化**します。

**②異物の侵入**

傷ついた「血管内皮細胞」のバリア機能が弱まると、**血管内に異物が侵入しやすくなります。**異物の代表格が**「ＬＤＬコレステロール」**で血管壁に入り込むと**「活性酸素」**の影響で**「酸化コレステロール」**となります。

ＬＤＬコレステロールは血液中の脂質の一種で**「悪玉コレステロール」**とも呼ばれます。「活性酸素」は、反応性の高い分子の総称で、体内でエネルギーをつくり出すときに発生し、**ストレス、喫煙**などで増えます。

**血管内に「活性酸素」が増えると血管が傷つけられやすくなり、動脈硬化が進行**します。喫煙が「血管力」を下げるのは体内の「活性酸素」を増やすことも関係しています。

# 「コレステロール」が血管の内膜に入り込むと……

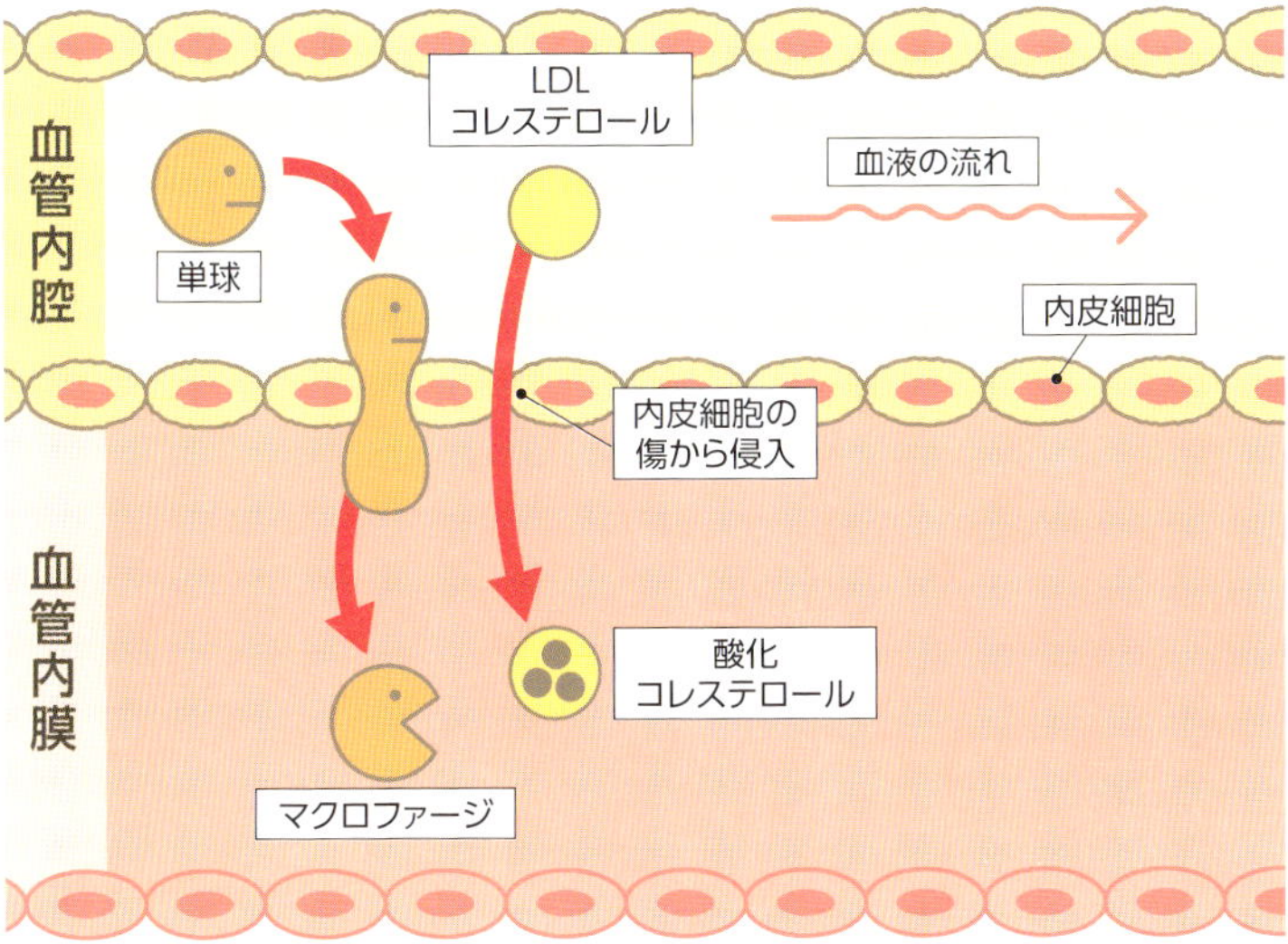


**START!** 血管内皮細胞に傷がつく

**白血球出動!** 単球(白血球)が傷にくっつき、やがて内部へ。
異物をやっつける「マクロファージ」へ変身!

**ここで非常事態発生!** 内皮細胞のバリア機能が弱まったため、
LDLコレステロールが侵入!
LDLコレステロールは、
悪さをする「酸化コレステロール」に変身!

# 04 免疫システムが発動

**③免疫システム発動**

**ＬＤＬコレステロールが「酸化コレステロール」になると、体の免疫システムは異物とみなして攻撃**します。

免疫細胞である白血球の「単球」から変化した**「マクロファージ」**はアメーバのような細胞で、**病原菌などを自らの体内に取り込んで殺し、私たちの体を守る**のです。

**④限界まで働いた免疫細胞が破裂、蓄積**

限界まで酸化コレステロールを取り込んだマクロファージは**「泡沫《ほうまつ》細胞」**となり、脂肪のかたまりとなって血管壁内に蓄積し、やがてコブのように隆起します。これが**「プラーク」**と呼ばれるもので、その内部にはジュクジュクとした軟らかい**「アテローム」**が詰まっています。プラークはおかゆに似ているため「粥腫《じゅくしゅ》」とも呼ばれます。

プラークが大きくなると血管の内腔が狭くなり、血液が流れにくくなります。また、動脈硬化によって血管壁がもろくなり、切れてしまうこともあります。

加齢や生活習慣病によって血管内皮細胞の機能が低下し、傷つきやすくなった血管の内膜にコレステロールが侵入することがわかっています。**動脈硬化は血管内皮細胞の衰えとともに発症する**と言われるのはこういった理由からです。

# 血管の壁にこびりつく“脂のかたまり”

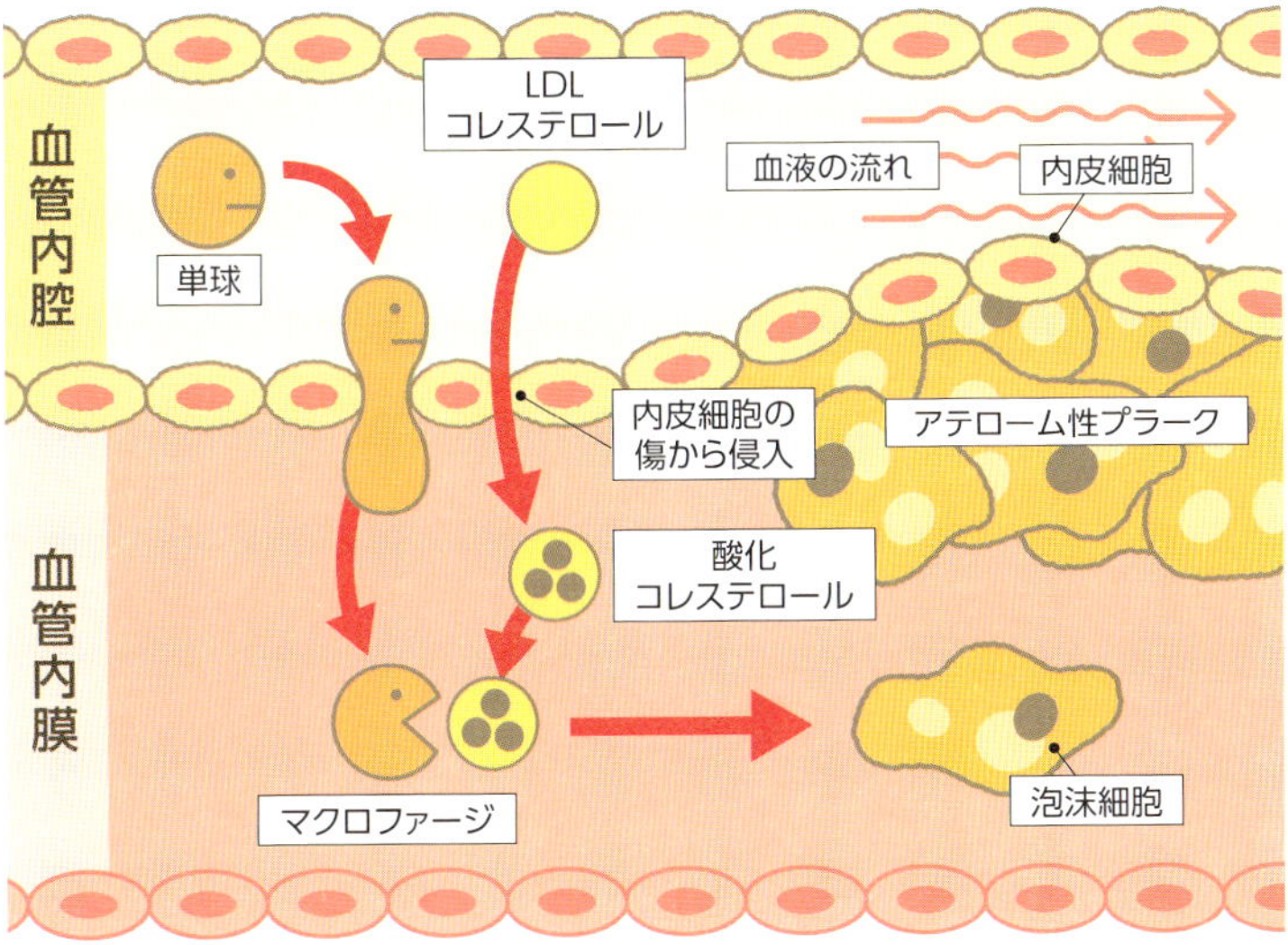


**免疫システム発動!**

マクロファージが「酸化コレステロール」を捕食して消化! “血管内のそうじ屋さん”として大活躍!!

**マクロファージがおなかいっぱいに!**

酸化コレステロールをたくさん食べて限界をむかえると、内部に脂をいっぱいためた「泡沫細胞」に変身!

**危険な状態 コブのできあがり**

「泡沫細胞」がたくさん蓄積されると、お粥状の脂を含んだコブ(アテローム性プラーク)が形成される

# 05 ふさぐ・詰まる元凶「血栓《けっせん》」はなぜできる？

できたばかりの「プラーク」は非常にもろく、血管の収縮などの刺激をきっかけに一部が破れてしまうことがあります。すると、それを修復しようとして血小板が集まり、**血液のかたまり（血栓）**ができます。

この血栓がやっかいで、血液の流れが滞るのはもちろん、血管をふさぐまで大きくなることもあります。

さらに、そこで詰まらなくても、血流に乗って運ばれた先で動脈を詰まらせてしまうこともあるのです。

脳梗塞や心筋梗塞を引き起こす血栓はこうしてつくられています。

プラークが大きくなって血管の内腔が狭くなると、小さな血栓でも詰まることがあります。

また、動脈硬化のリスクとなる喫煙習慣や生活習慣病が放置されると、できたてのプラーク同様の、内部に脂がたまった傷つきやすいコブが、いつまでも血管の内壁にでき続けますので、注意が必要なのです。

前述したように、プラークは大きいから危険だとは限りません。むしろ、**できたばかりでそれほど大きくない小さなプラークこそ、不安定で傷つきやすいことも多く、「血管事故」を起こしやすい**ことがわかっています。

# 「血栓」はこうしてできる

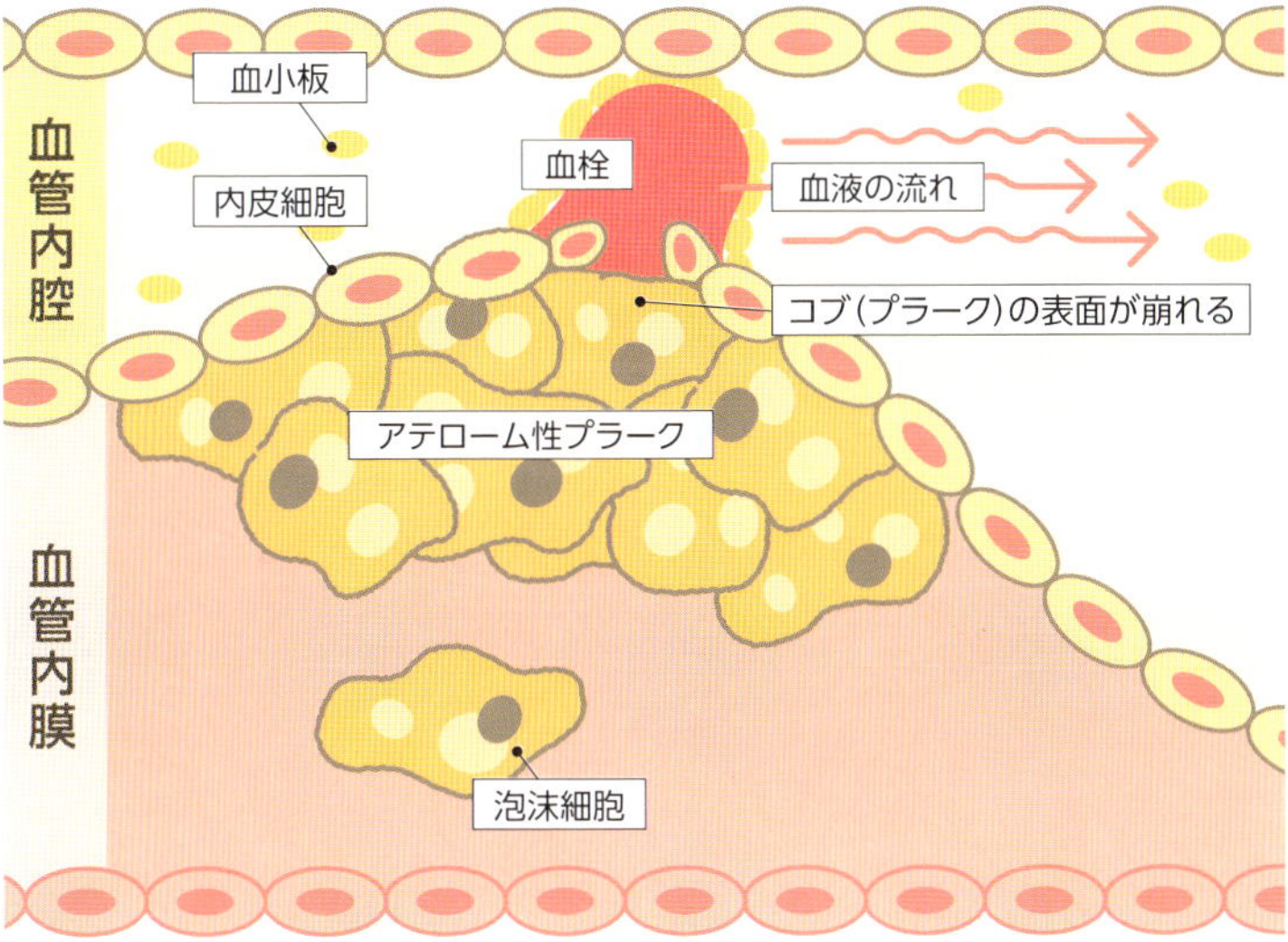
血小板
血栓
血液の流れ
血管内腔
内皮細胞
コブ(プラーク)の表面が崩れる
アテローム性プラーク
血管内膜
泡沫細胞

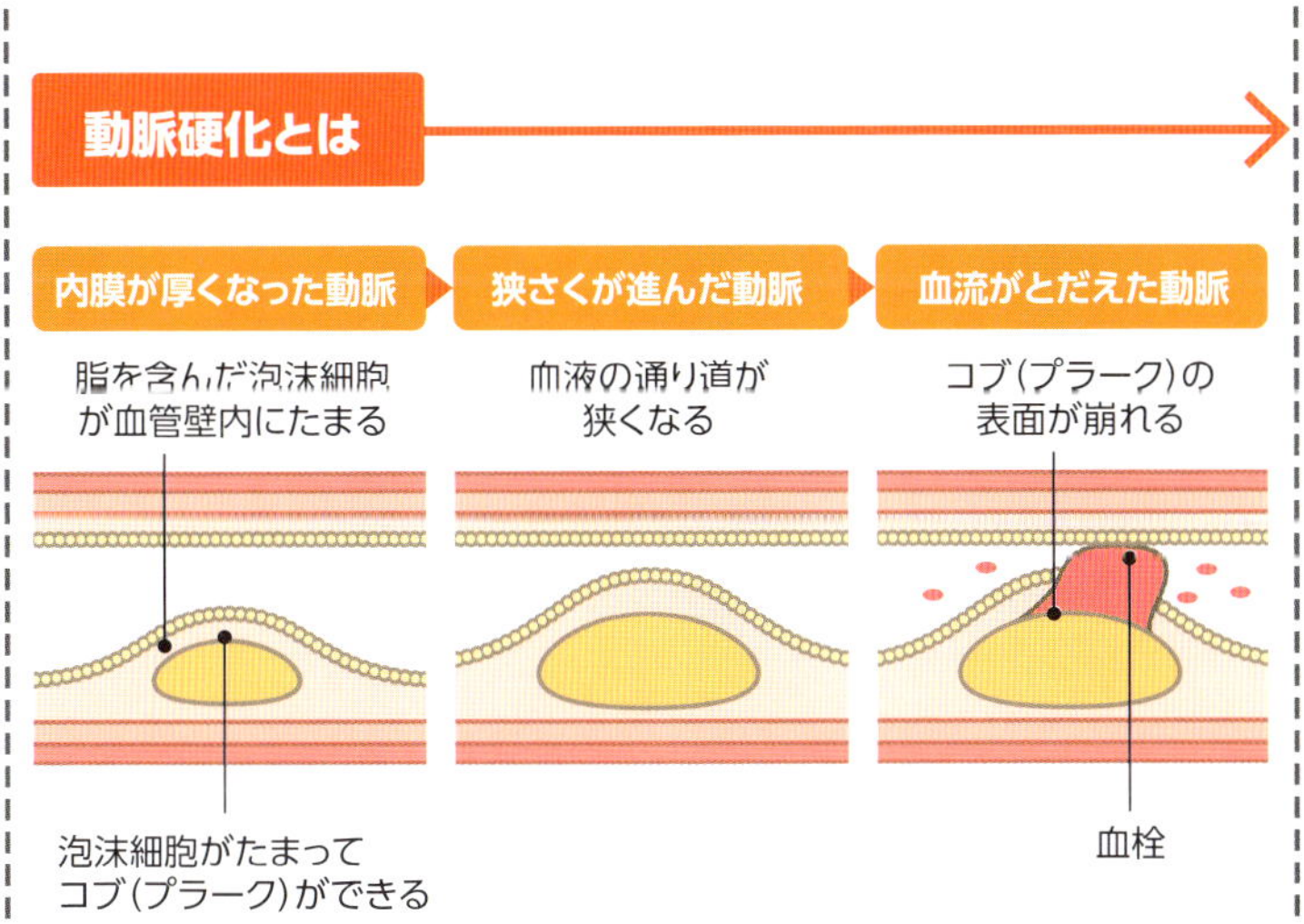
動脈硬化とは
内膜が厚くなった動脈
狭さくが進んだ動脈
血流がとだえた動脈
脂を含んだ泡沫細胞
が血管壁内にたまる
血液の通り道が
狭くなる
コブ(プラーク)の
表面が崩れる
泡沫細胞がたまって
コブ(プラーク)ができる
血栓

# 06 ランニング中「突然倒れる人」に起きていること

「プラーク」は、**大きく2種類**に分けることができます。

①脂質が多く、表面を覆う膜が薄くてはがれやすい、できて間もない**「不安定プラーク」。突然死を招きやすい。**

②脂質が比較的少なく、また厚く丈夫な膜に覆われ傷つきにくい、成長した**「安定プラーク」**。

悪しき生活習慣を放置すると「不安定プラーク」はそのまま大きくなり、血管事故を発生させます。たとえば、マラソン中に急性心筋梗塞を発症して亡くなる方は、長時間に渡るハードな運動のストレスが一気に血管に襲いかかり、**「不安定プラーク」が〝バチッ〟とはじけ**、そこにできた血栓で冠動脈が詰まってしまうのです。

**不安定プラークは、自覚症状がなく、血圧の上昇などちょっとした刺激で破れてしまい、とても危険**です。しかし、生活習慣を改善したり、適切な治療を受けたりすることで不安定プラークは**「安定プラーク」へと変化**します。

大きくなった不安定プラークを小さくするのは難しくても、丈夫な膜で覆われた安定プラークに変えることはできます。必要なのは「血管内皮細胞」の活躍です。「血管内皮細胞」を維持する「NO力」を高めることで、できてしまった「プラーク」も次第に安定化できます。

# できたての“小籠包”プラークが大事故を招く

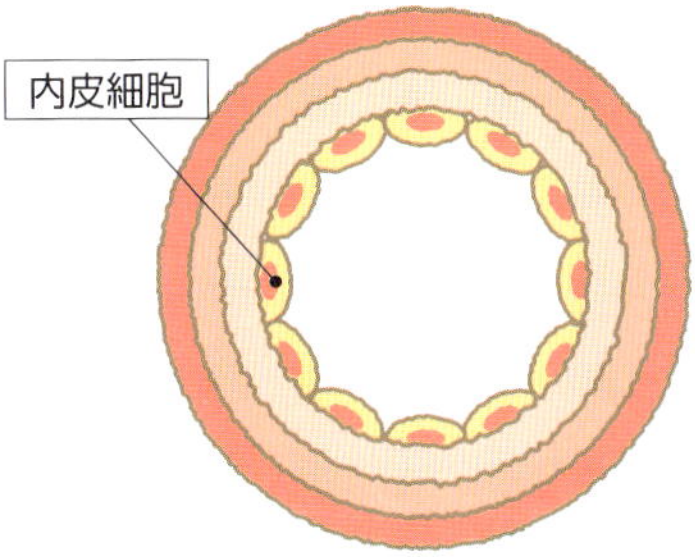


**正常な動脈**

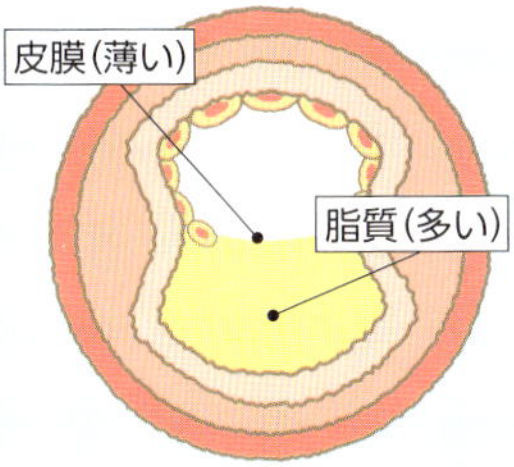


**不安定プラーク**

- できたばかり
- 自覚症状なし
- 小さな刺激で破れる

**とても危険!**

たとえるなら「小籠包」

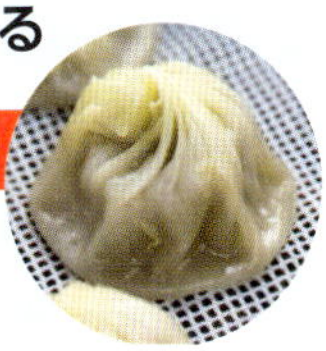

安定化を目指そう!

★悪しき習慣をやめる
★適切な治療を受ける
★「NO力」を高める!

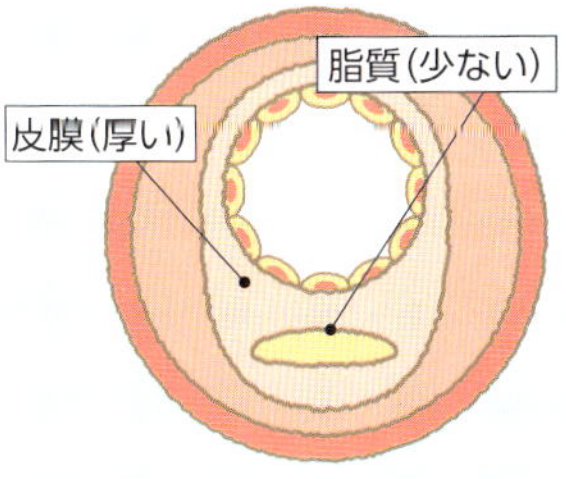


**安定プラーク**

- 成長したプラーク
- 自覚症状が出やすい
- 丈夫で傷つきにくい

**比較的安全**

たとえるなら「肉まん」

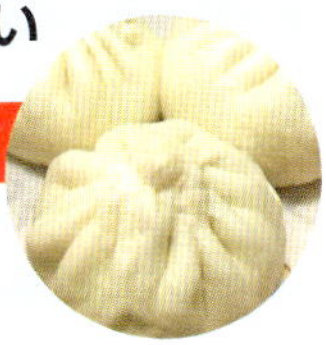

# 07 脳卒中のリスクを半分にする食べ物は？

血管内皮細胞を助け、できてしまったプラークの安定化を早めてくれる成分が、**青魚に含まれるＥＰＡ《イーピーエー》（エイコサペンタエン酸）です。血管内皮細胞の炎症をしずめ、血管の膜をつくる（コーティング）作用**があります。

魚が「血管事故」の予防にいいことは、さまざまな研究で明らかになっていて、**魚に含まれるＥＰＡは脳卒中のリスクを40～50％、心筋梗塞のリスクを約20％低下させる**という研究結果もあります。

私のクリニックでは食事での摂取が難しいという方には、治療薬としての高純度ＥＰＡ製剤を摂取していただいています。脂質異常症の患者さん26人に毎日、高純度ＥＰＡ製剤（ＥＰＡ１８００mg含有）を摂取してもらったところ、**2カ月で血液中の脂質データが改善し、血管の壁がしなやかになって若返りました。**魚がとても苦手な方は純度という点では劣りますが、市販のサプリメントを活用ください。

ＥＰＡのほかに、**ブルーチーズ**に含まれる**ＬＴＰ（ラクトトリペプチド）**にも血管内皮細胞の機能を高める作用があります。血管拡張作用とそれにともなう降圧作用がありますが、そのメカニズムのひとつとして血管内皮機能の改善が考えられています。

# 「青魚」と「チーズ」が血管をしなやかに強くする!!

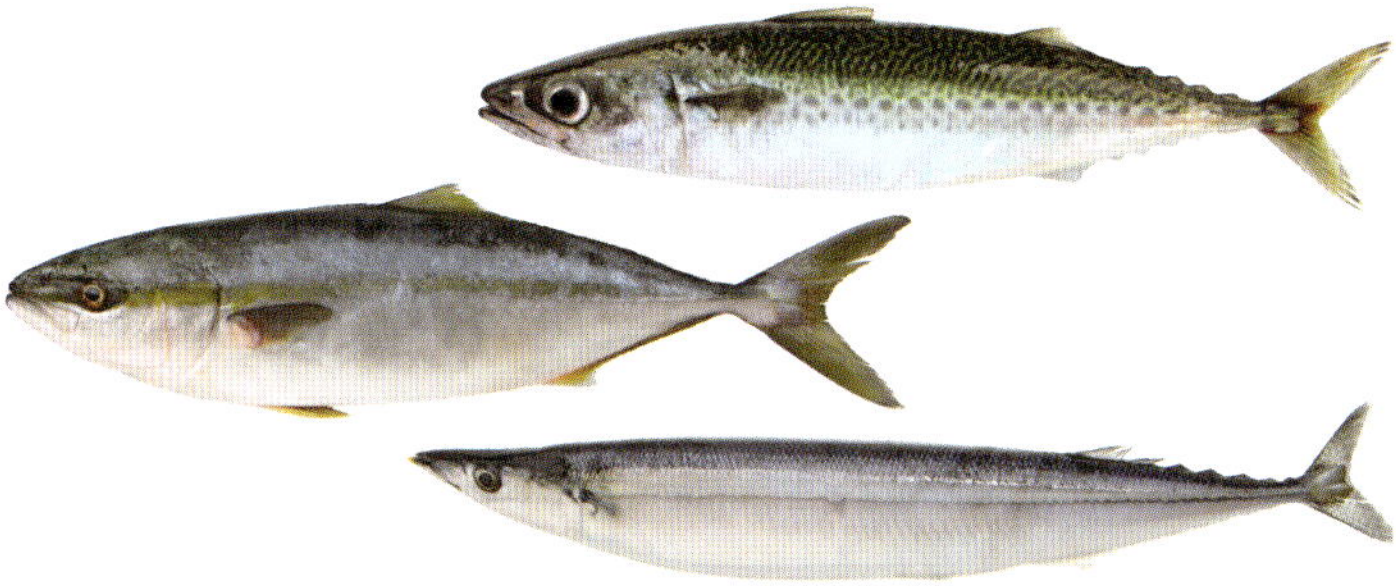

## 魚に多く含まれるEPA（エイコサペンタエン酸）

魚の脂に多く含まれるEPA。**血栓を予防、血管の傷を修復、血管内皮機能を改善する効果**があります!

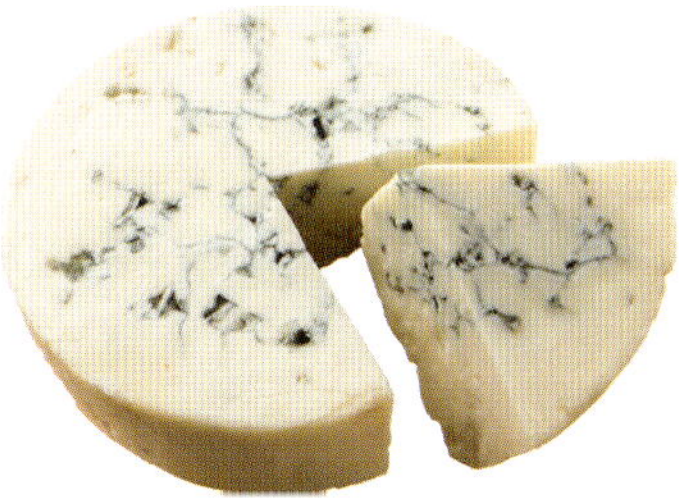

ブルーチーズ

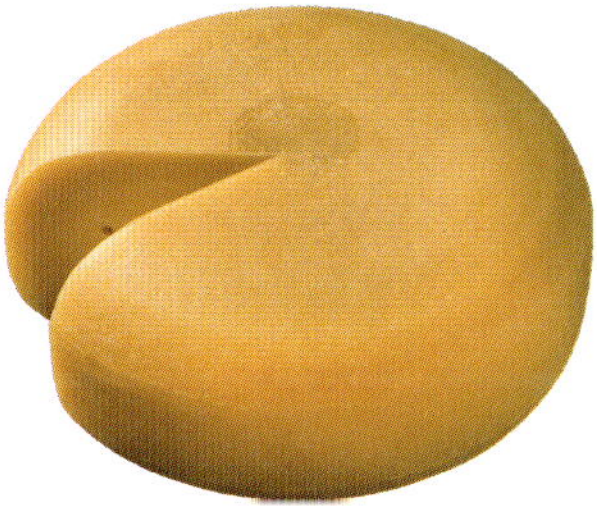

ゴーダチーズ

## ブルーチーズに含まれるLTP（ラクトトリペプチド）

ブルーチーズやゴーダチーズに含まれるLTPには、**血圧を下げ、血管の収縮を防ぐなど、血管機能の改善に効果**があります!

# 第5章

4つのリスクファクター

# 気をつけたい！日常生活にある危険因子

「動脈硬化」の恐ろしさ、ご理解いただけたでしょうか。

動脈は、365日、24時間休まずに働いています。しかも、心臓からは1日約8トンもの血液が全身に送り出され、それが動脈を通過していくのです。ですから、動脈の血管が時間とともに少しずつ傷んでくるのは当然といえるのです。

さらに、これから挙げるような「リスクファクター（危険因子）」がある場合は、動脈硬化がより速く進行していきます。

# 01 「血管力」を下げる〝A《エー》R《アール》F《エフ》4《フォー》〟にご注意！

私は動脈硬化のリスク要因を**「ＡＲＦ４（エーアールエフ・フォー）」**と呼んでいます。具体的には、

**【ＡＲＦ４　第１位】喫煙**
**【ＡＲＦ４　第２位】高血圧**
**【ＡＲＦ４　第３位】脂質代謝異常**
**【ＡＲＦ４　第４位】高血糖**

の４つです。アテローム性動脈硬化の危険因子（Atherosclerosis Risk Factor）の頭文字をとって「ＡＲＦ」と名付けました。

４つの危険因子は、そのまま心筋梗塞など「血管事故」のリスクを表わします。**「健康な人が血管事故を起こす危険度を１」**とした場合に「喫煙」「高血圧」「脂質代謝異常」「高血糖」という**危険因子がひとつ加わるごとに「危険度が３倍以上になる」**のです。これは私の恩師である東京医科大学八王子医療センターの高澤謙二先生が提唱する**「３倍の法則」**です。リスクひとつで3倍ですが、ふたつで9倍、3つになると27倍と、加速度的に増えていきます。血管へのダメージを少しでも減らし、動脈硬化のリスクを下げるためには、まずこれらの危険因子の改善から始めましょう。

# 放置は絶対ＮＧ！ 血管の４つの大敵

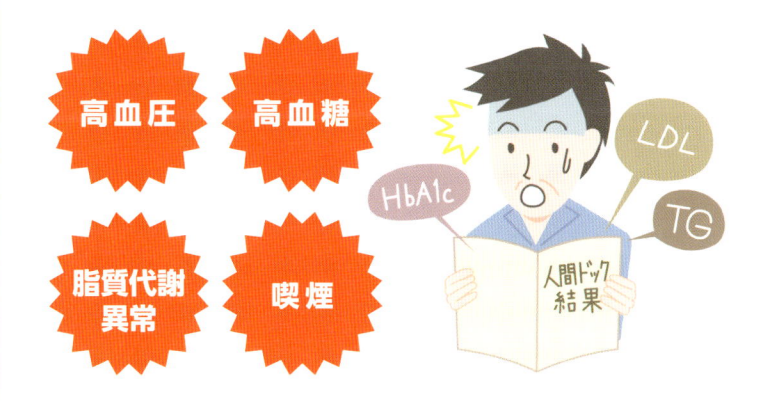

## 4つの危険

高血圧

高血糖

脂質代謝異常

喫煙

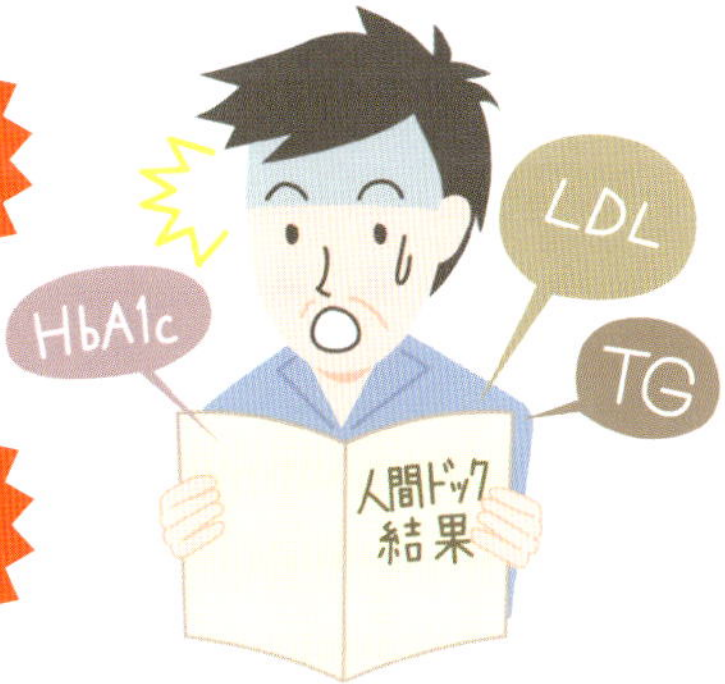


1つの危険をもっている……3倍の危険率

↓

2つの危険をもっている……9倍の危険率

↓

3つの危険をもっている……27倍の危険率

↓

4つの危険をもっている……81倍の危険率

02

# 危険度 第1位
# 「喫煙」は悪の絶対的エース

**「喫煙」**は血管を老化させる大きな要因です。その弊害は大きく、ARF4の第1位を陣取る〝悪のセンター〟。「喫煙は百害あって一利なし」は間違いありません。

タバコの煙にはニコチン、タールなど有害物質が含まれていて、「血管事故」だけでなく発ガンリスクを高めます。何より、ニコチンは**「交感神経」を刺激して、心拍数の増加や末梢血管を収縮させて血圧を上昇させる作用**があります。血圧が上がると血管の内膜が傷つきやすくなり、動脈硬化の進行を加速させます。

**タバコを吸っているだけで狭心症や心筋梗塞のリスクは、男性は2・9倍、女性は3・1倍と跳ね上がるのです。**

また**喫煙は体内の「活性酸素」を増やし、全身の細胞を酸化させます。**しかも、タバコの害は吸っている本人だけでなく、その煙を吸う家族にも影響します。家族とあなた自身の健康のために、今日から禁煙しましょう。

もっとも、禁煙は意志の力だけでは難しいもの。吸わないとひどくイライラするなどニコチン依存症に陥っていれば尚更です。現在は、一定の条件を満たせば健康保険を使って禁煙治療が受けられます。診療できる医療機関も増えているのでぜひチャレンジしてみてください。

# 本当に怖い！ タバコが人体に与える影響

## 血管の老化をすすめる
## 発ガンリスクが高まる

200種類以上の**有害物質**が含まれる

| | |
|---|---|
| ニコチン | 動脈硬化の促進や心筋梗塞、狭心症の原因に |
| タール | タールに含まれる発ガン性物質は数十種類もある! |
| 一酸化炭素 | 脳細胞をはじめてとして全身の細胞が酸素欠乏状態に |
| 微細粒子 | タバコの煙は粒が小さいため、鼻腔でキャッチできず肺に。全身の炎症、咳やぜん息を引き起こす |

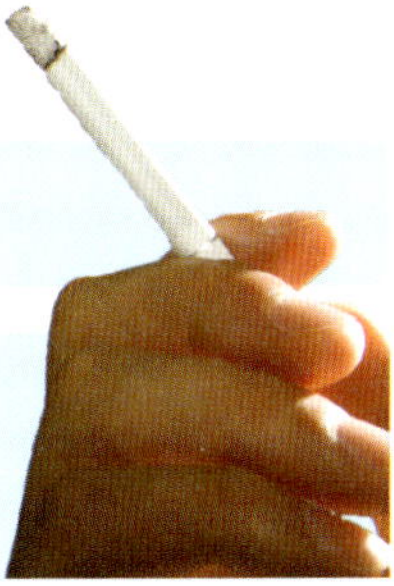

**副流煙も怖い!**

**細胞を酸化させて全身の老化を促進!**

## 狭心症・心筋梗塞のリスクが

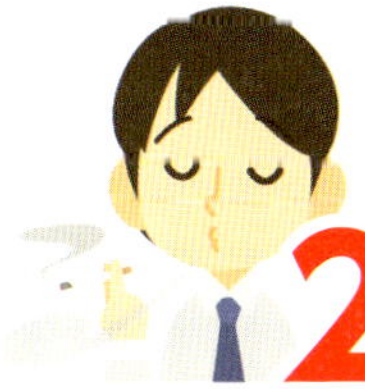

**男性 2.9倍!**

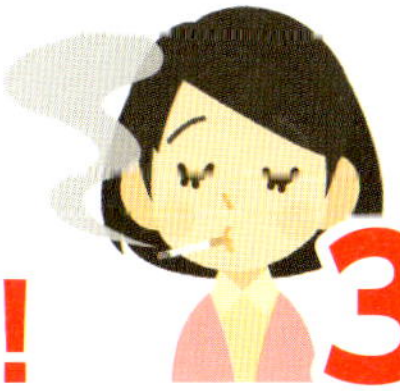

**女性 3.1倍!**

**あなたとあなたの大切な人の健康を守るため、タバコは吸わないことをおすすめします**

03

# 危険度 第2位
# うれしい興奮も危ない!?「高血圧」

喫煙に続く危険因子は**「高血圧」**です。血圧が高いということは、**血管の内壁に常に高い圧力がかかっている状態**です。血管の機能も低下し、動脈硬化の進行を招きます。また心臓にも、負担が大きいのです。

ずっと血圧が高い状態が続くのはもちろん、**急激に上がったり下がったりするのも血管にダメージを与えます。**ストレスが血管によくないといわれるのは、過度なストレスが血圧を急上昇させるからです。乱高下することなく、ある程度の範囲内で変動していればおだやかな刺激となり、血管にそれほど負担はかかりません。

ストレスはつらいことばかりが原因ではありません。過去に、宝くじが当たってうれしすぎて心筋梗塞になった患者さんがいらっしゃいました。**刺激の強すぎる興奮はあまりよくない**ということですね。

血圧を安定させるには、**塩分を控えることも**大切です。なかには、塩分を控えても血圧が下がらないケースもあるので、医療機関を受診されたほうが安心です。

ちなみに、血圧は年をとるとだんだん上がってきます。これには、**加齢によって「NO」の分泌や働きが落ちることも関係**しています。

# 血圧の“乱高下”にご用心！

**高血圧➡血管に傷➡動脈硬化➡高血圧**

**悪のスパイラル**

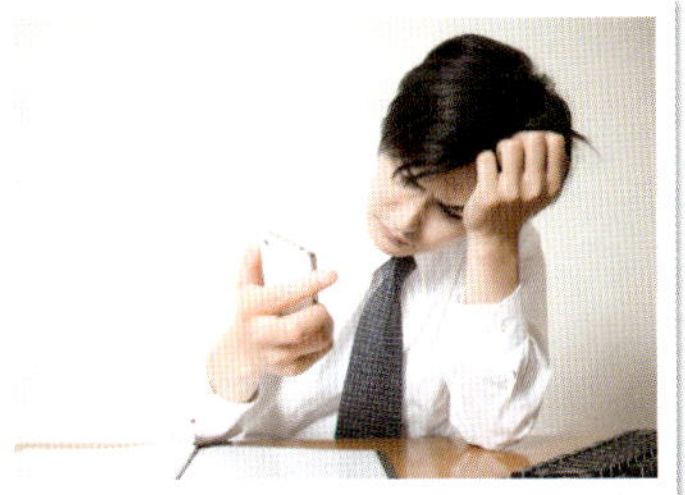

不安や悩み

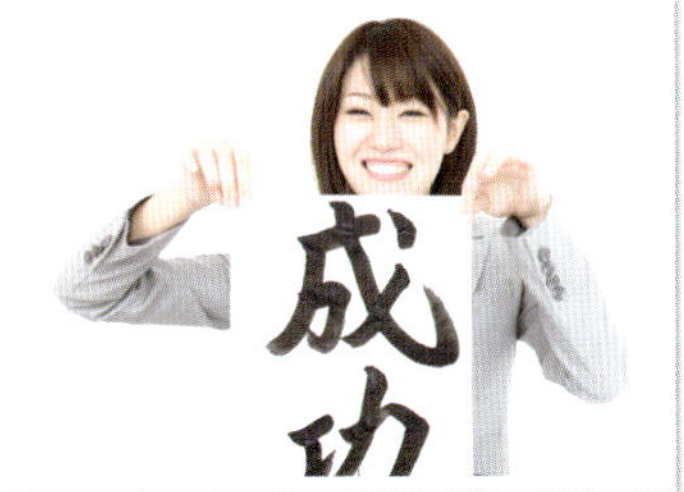


強すぎる興奮

## どちらも血管の負担になります!

### 血圧の診断基準

mmHg

| 分類 | | 収縮期血圧 | | 拡張期血圧 |
|---|---|---|---|---|
| 正常域血圧 | 至適血圧 | <120 | かつ | <80 |
| | 正常血圧 | 120−129 | かつ／または | 80−84 |
| | 正常高値血圧 | 130−139 | かつ／または | 85−89 |
| | Ⅰ度高血圧 | 140−159 | かつ／または | 90−99 |
| | Ⅱ度高血圧 | 160−179 | かつ／または | 100−109 |
| | Ⅲ度高血圧 | ≧180 | かつ／または | ≧110 |
| | (孤立性)収縮期高血圧 | ≧140 | かつ | <90 |
| 降圧目標(家庭) | 若年・中年 | <135 | かつ | <85 |
| | 前期高齢者 | | | |
| | 後期高齢者 | <145 | かつ | <85(目安) |

出典元「高血圧治療ガイドライン2014」(日本高血圧学会)

# 04

# 危険度 第3位
# 気になるコレステロール「脂質代謝異常」

忘れてならないのが血液中の**「脂質」**です。脂質には**「LDLコレステロール」「HDLコレステロール」「中性脂肪」**があり、一般的な健康診断ではこれらを調べます。

LDLコレステロールは動脈硬化を促進するので**「悪玉コレステロール」**、HDLコレステロールは体内の余分なコレステロールを肝臓に戻すため**「善玉コレステロール」**と呼ばれます。しかし、コレステロールそのものが悪者なわけではないのです。代謝の過程でどんなタンパク質と結びつくかで悪玉、善玉どちらになるか左右され、LDLコレステロールは悪玉になりやすいというだけです。

つまり、**悪玉に変えてしまう環境を避けることが、コレステロールとうまくつきあうポイント**となります。

悪い脂（飽和脂肪酸、リノール酸などのオメガ6系多価不飽和脂肪酸）の過剰摂取を避け、喫煙、塩分の過剰摂取、運動不足など、生活習慣の改善が不可欠です。

また**「中性脂肪」**も要注意。最近の研究で、血液中の中性脂肪が多いと酸化しやすく動脈硬化を引き起こす**「超悪玉」な小型のLDLコレステロールがつくられやすい**とわかっています。中性脂肪は、食べ方に気をつけ適度に運動すれば比較的下がりやすいもの。第6章で紹介します。

# いますぐチェック！ コレステロール、中性脂肪の数値は？

| | | |
|---|---|---|
| LDLコレステロール<br>140mg／dl以上 | → | 高LDL<br>コレステロール血症 |
| HDLコレステロール<br>40mg／dl未満 | → | 低HDL<br>コレステロール血症 |
| 中性脂肪（トリグリセライド）<br>150mg／dl以上 | → | 高トリグリセライド<br>血症 |
| 上記のいずれかひとつでも該当すれば | → | 脂質異常症 |

※ただし、LDLコレステロール120mg／dl以上であれば、脂質異常症の予備群と考えて注意が必要
※他の値も、境界値に近い場合には要注意　※これはあくまで目安。正式な診断は、必ず専門医を受診すること

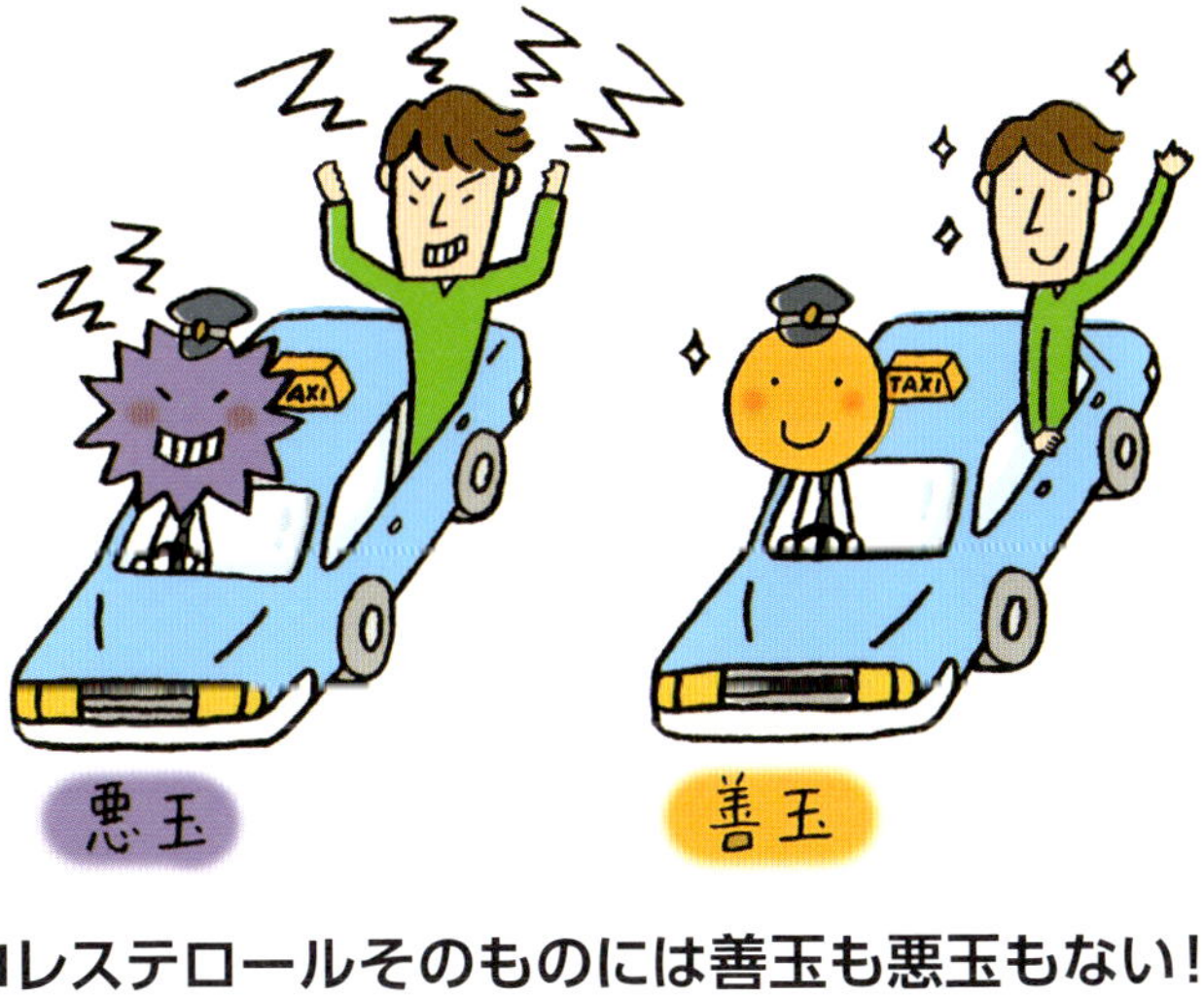


**コレステロールそのものには善玉も悪玉もない！**
**どんなタンパク質に“乗車するか”で決まる**

05

危険度 第4位

# 老化の原因は〝糖化〟にある!?「高血糖」

**「血糖値」とは、血液中に含まれるブドウ糖の量**です。食事で摂取した炭水化物が消化・分解されるとブドウ糖になります。脳や体温の維持、体を動かすなど私たちが生命活動を維持するためのエネルギー源です。私たちの体は血液中のブドウ糖を空腹時でも70～100mg／dℓくらいに保つようコントロールしています。

食後の血糖値は一時的に高くなりますが、すい臓から分泌されるインスリンの働きで、食後1～2時間で元の数値に戻るようになっています。しかし、暴飲暴食を続けていると、インスリンの効きが悪くなったり、分泌量が低下したりして、血糖値が下がりにくくなっていきます。これが進行すると、**常に「高血糖」状態が続くようになって、糖尿病を発症**します。

この**「高血糖」状態は血管を老化させる原因**です。血管壁のタンパク質に血液中のブドウ糖が結びついて**「糖化《とうか》」**し、血管の内皮細胞が障害されます。LDLコレステロールも酸化して変性しやすくなり、動脈硬化が進みます。

**糖尿病のみならずその予備群の人にも動脈硬化が進行しやすい**といういくつもの研究結果から、高血糖状態がいかに血管に負担をかけるかということがわかります。

# 糖分が多いベタベタ血液も血管を傷つける！

## 正常なインスリンの働き

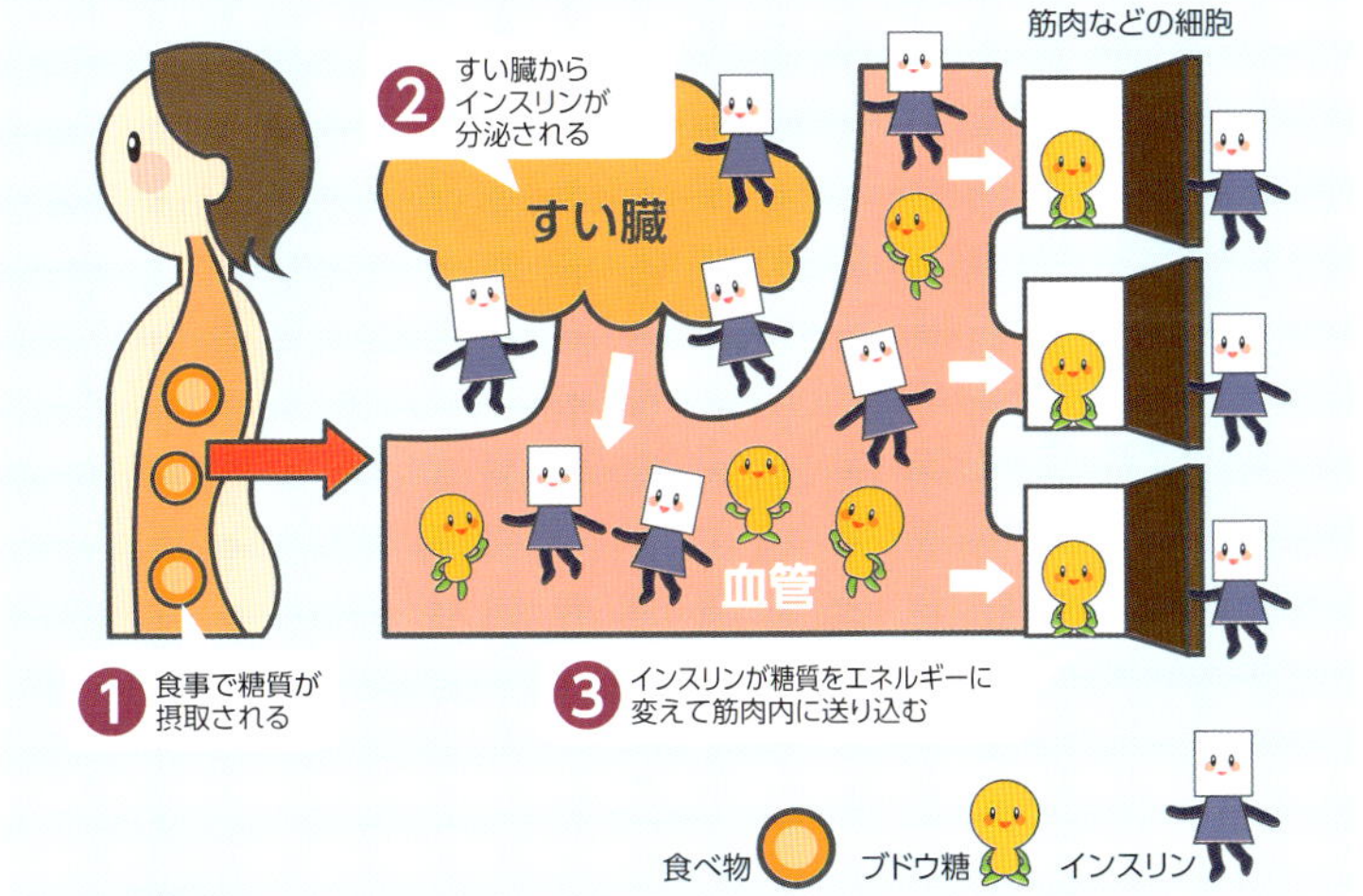

筋肉などの細胞
2 すい臓から インスリンが 分泌される
すい臓
血管
1 食事で糖質が 摂取される
3 インスリンが糖質をエネルギーに 変えて筋肉内に送り込む
食べ物
ブドウ糖
インスリン

**暴飲暴食が続くと、インスリンの効きが悪くなって…**

**常に高血糖状態に**

過剰な糖分がAGEs（終末糖化産物）となり、血管を傷つける！動脈硬化も促進!!

## あなたは大丈夫？ 糖尿病予備群の判断目安

| | |
|---|---|
| 血糖値（早朝空腹時） | 100mg／dl以上 |
| ヘモグロビンA1c（HbA1c） | 5.6以上 |

## 06

# 危険度MAX お腹ポッコリ「肥満（メタボリックシンドローム）」

ＡＲＦ４として「喫煙」「高血圧」「脂質代謝異常」「高血糖」を紹介しましたが、ここにもうひとつ**「肥満（メタボリックシンドローム）」**を付け加えさせてください。

肥満といっても判断基準は体重ではなく**「内臓脂肪型肥満」**です。内臓脂肪がつくと、糖質、脂質などを体内で利用する代謝機能に異常が生じ、高血糖、高血圧、脂質代謝異常などを引き起こして動脈硬化を進行させます。

高血圧、糖尿病、脂質異常症と診断されるほど数値が高くない人でも、これらを複数あわせ持つと「血管事故」のリスクが非常に高くなります。いわゆる**「メタボリックシンドローム」**と呼ばれます。メタボリックシンドロームを指摘されているあなたの血管はとても危険な状態です。いますぐ生活習慣を見直すことをおすすめします。

なお、メタボリックシンドロームの診断は腹囲（お腹まわり）だけと勘違いされている方がいますが、腹囲がクリアしていても、血圧、血糖値、中性脂肪が高ければいい状態ではないので要注意です。

血管壁にダメージを与える悪しき生活習慣を取り除いて「ＡＲＦ４＋メタボ」を改善できれば、血管内皮細胞が回復し、本来持っている機能を取り戻すことができます。

# メタボが血管の老化を加速する！

## 内臓脂肪蓄積の指標

| | |
|---|---|
| へその高さで測った腹囲 | 男性:85㎝以上<br>女性:90㎝以上 |

**＋ これに加えて、**

| | |
|---|---|
| ①血圧 | 収縮期血圧130mmHg以上、<br>または拡張期血圧85mmHg以上 |
| ②空腹時血糖値 | 110mg/dl以上 |
| ③中性脂肪またはHDLコレステロール | 中性脂肪 :150mg/dl以上<br>HDLコレステロール :40mg/dl未満 |

**以上、①～③のうち2つ以上が当てはまると…**

# メタボリック シンドローム

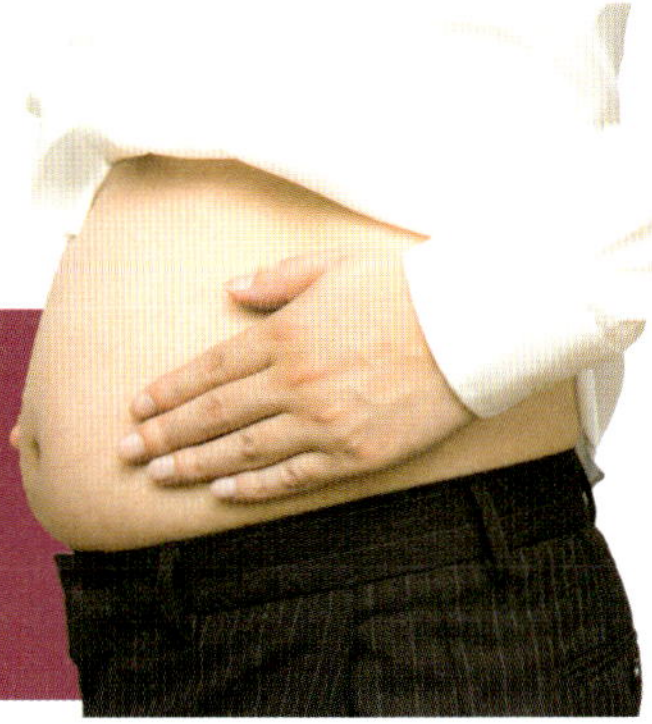

メタボリックシンドロームの
判断基準は、体重ではなく、
**内臓脂肪**

# 第6章

血管は全身の健康を映す鏡

# 「血液をきれいにする」オススメ生活習慣

血管年齢を若く保つことは、血管からくる重大な病気を予防するだけではありません。肩こりや腰痛、冷え性といった未病から、生活習慣病をはじめとする重大な病気も遠ざけてくれます。できるだけ血管のしなやかさを保つ努力をして、快適な日常生活を送りましょう。

本章では、その方法を【食生活】【運動】【睡眠法】【心の持ち方】に分けてご紹介していきます。

悪しき生活習慣や食生活でドロドロに〝汚れた血液〟は、「血管内皮細胞」を傷つけ、「NO力」の低下や、動脈硬化を進行させる原因となります。「血管力」を高める努力をしながら血管内を流れる血液をきれいに保つのが健康への一番の近道です。

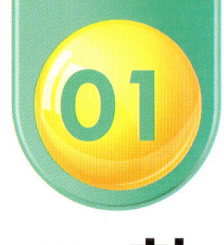

# 01 効果は実証済み！「EPA」を多く含む魚を食べる

前述したとおり、青魚に多く含まれる**「EPA（エイコサペンタエン酸）」**には血管内皮細胞の働きを助ける作用があります。

1970年代、デンマーク本土では死因の34・7％を「虚血性心疾患（心筋梗塞や狭心症）」が占めていたのに対し、グリーンランドに居住するイヌイット民族はたった5・3％という、驚きの調査結果が出ました。

グリーンランドの厳しい自然条件では農作物がほとんどとれず、アザラシやオットセイ、魚介類が食事の中心でした。これらが多く含んでいたEPAに「血管事故」を防ぐ作用があるのではないかと推察され、世界各国で行なわれた追跡調査の結果、効果が世界的に認められたのです。

EPAを効率よく摂取するには**鮮度のいい刺身**がおすすめです。焼くと少し失われますが気にするほどではありません。フライは「血管事故」を増やすという報告があるのでおすすめできません。缶詰も活用できます。味つけのない**水煮缶詰**をまるごと使ってスープにすると、EPAを効率よくとることができます。**まぐろ、かつお、さば、さんま、鮭の水煮缶詰で油入りでないもの**がおすすめ。魚が苦手な人はサプリメントで摂取することもできます。

# ＥＰＡを逃さない！「ホイル焼き」がおすすめの調理法

数字は可食部100g中に含まれるEPAの量

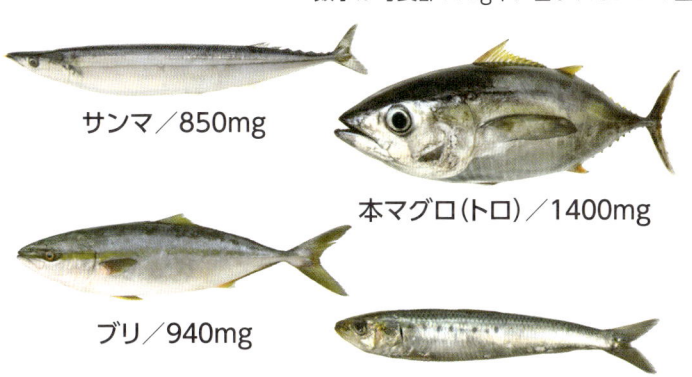

サンマ／850mg

本マグロ（トロ）／1400mg

ブリ／940mg

まいわし／780mg

## 調理法によって変わるEPAの含有量

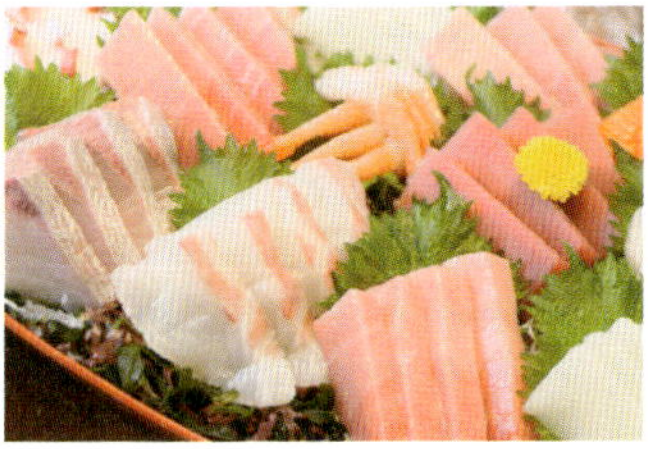

生で食べるお刺身が
一番おすすめ!

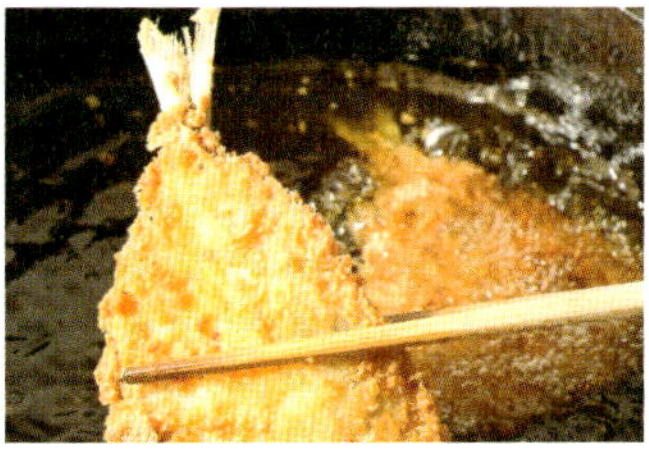

油で揚げた場合は約50%EPA
が減少。油の悪影響も

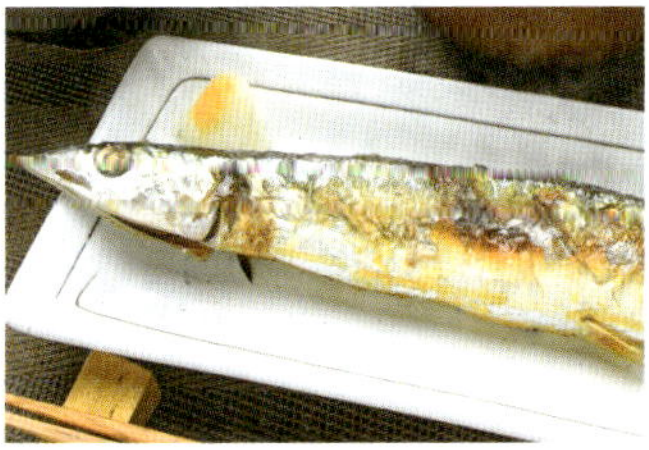

焼き魚は、約20%EPAが減少。
煮込み料理はスープに溶け出す

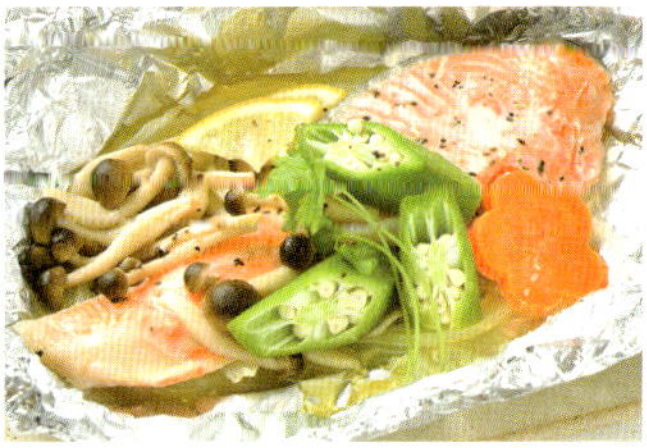

魚油を逃さない
ホイル焼きなどもおすすめ

# 02 「肉は食べないほうがいい」はウソ？ ホント？

魚を食べることは大切ですが、だからといって**「肉を食べないほうがよい」というわけではありません。**

90歳を超えても「好物はステーキ」とおっしゃる長寿の方は本当に多いのです。元気に長生きするためには、肉も適度に食べたほうがいいでしょう。**血管の材料となるアミノ酸はタンパク質からつくられます。**丈夫な血管を維持するには、質のよいタンパク質をとることが大事です。肉にはそれが豊富に含まれています。

また、肉と魚をバランスよく食べるようにすると、**「脂肪酸」のバランス**もとれます。脂肪酸とは、脂質を構成する成分で、大きく二種類に分けられます。

ひとつは常温で固まる**「飽和脂肪酸」**。牛肉や豚肉、鶏肉などの脂身、ヤシ油やパーム油に多く含まれています。

もうひとつは常温でも固まらない**「不飽和脂肪酸」**です。植物油や水中に棲む動物の脂がこれで、**「一価不飽和脂肪酸」**と**「多価不飽和脂肪酸」**に分けられます。このなかでもとくに注目されているのが、「多価不飽和脂肪酸」の**「オメガ3系脂肪酸」**と**「オメガ6系脂肪酸」**です。

**この2つは体内で合成できないので、食事での摂取が必要**です。

# 「血管にいい油」「血管に悪い油」は？

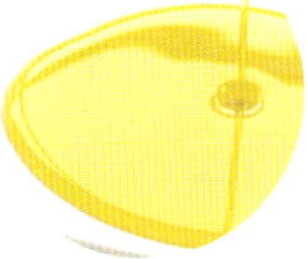
オリーブ油

肉の脂身

**脂肪酸**

- **不飽和脂肪酸** 常温で液状
  - **多価不飽和脂肪酸**
    - **オメガ3系脂肪酸** (α-リノレン酸)魚油など → **EPA** (エイコサペンタエン酸) → **動脈硬化を抑制**
    - **オメガ6系脂肪酸** (リノール酸)サラダ油など → **AA** (アラキドン酸) → **動脈硬化を促進**
  - **一価不飽和脂肪酸** (オメガ9系脂肪酸／オレイン酸) オリーブ油など
- **飽和脂肪酸** 常温で固まる

魚

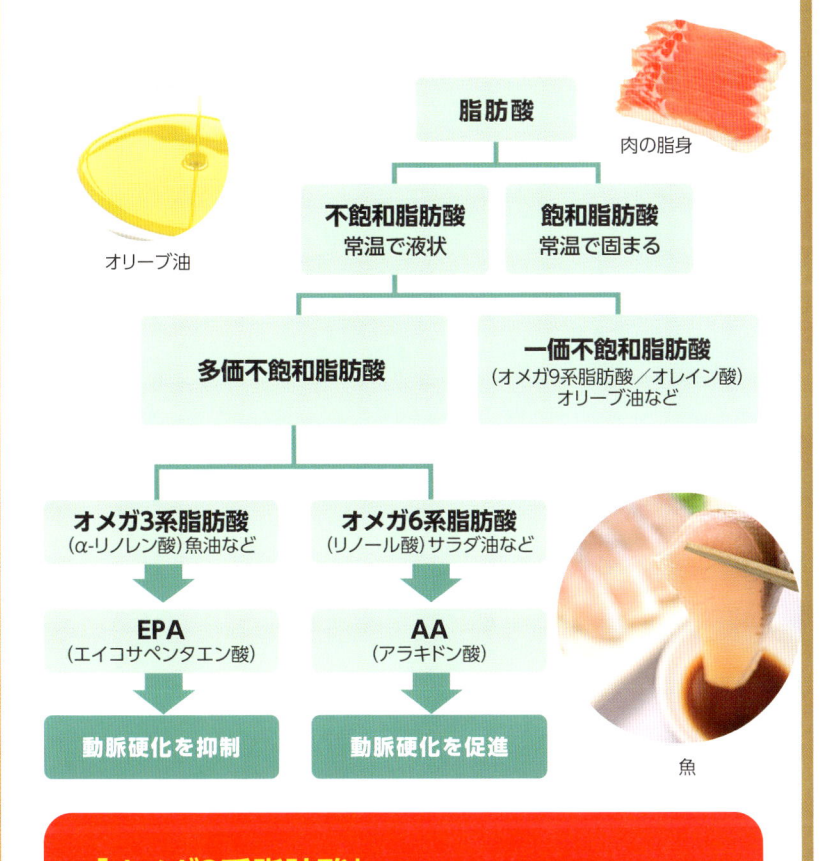

「オメガ3系脂肪酸」は体内で
「エイコサペンタエン酸(eicosapentaenoic acid)」に
合成されるので、「EPA」とまとめて呼ばれます。
「オメガ6系脂肪酸」は体内で
「アラキドン酸(arachidonic acid)」に変わるため、
「AA(エーエー)」とまとめて呼ばれます

# 03 「EPA」と「アラキドン酸」のベストバランスは？

これまでは単純に「飽和脂肪酸」が動脈硬化を促進すると考えられてきました。ところが、**「不飽和脂肪酸」も場合によっては動脈硬化のリスクを高める**ことが明らかになりました。とくに、肉の脂身など動物性脂質に比べると、植物油はヘルシーというイメージを抱いている人も多いでしょう。しかし、最近注目されている動脈硬化を促している要因とは、**サラダ油やコーン油など「オメガ6系脂肪酸（AA）」であり、ヘルシーと思われてきた植物油**だったのです。

結論から言うと、植物油のなかでも、サラダ油やコーン油に含まれる**「オメガ6系脂肪酸＝AA」の摂取量が多く、**魚やアマニ油などに含まれる**「オメガ3系脂肪酸＝EPA」の摂取量が少ないと動脈硬化が進行しやすく、血管が老化しやすい**のです。

また最近の研究で、「オメガ6系脂肪酸」の摂取量が増えると「オメガ3系脂肪酸」の作用が弱まり、逆も然りという**シーソーのような関係にある**とわかっています。そのため、「オメガ3系脂肪酸（EPA）」と「オメガ6系脂肪酸（アラキドン酸／AA）」との**バランス**が重要視されるようになってきました。もっとも、いまの日本の食生活で不足しがちなのはEPAです。積極的に魚を食べましょう。

# 毎日食べる油で体が変わる！

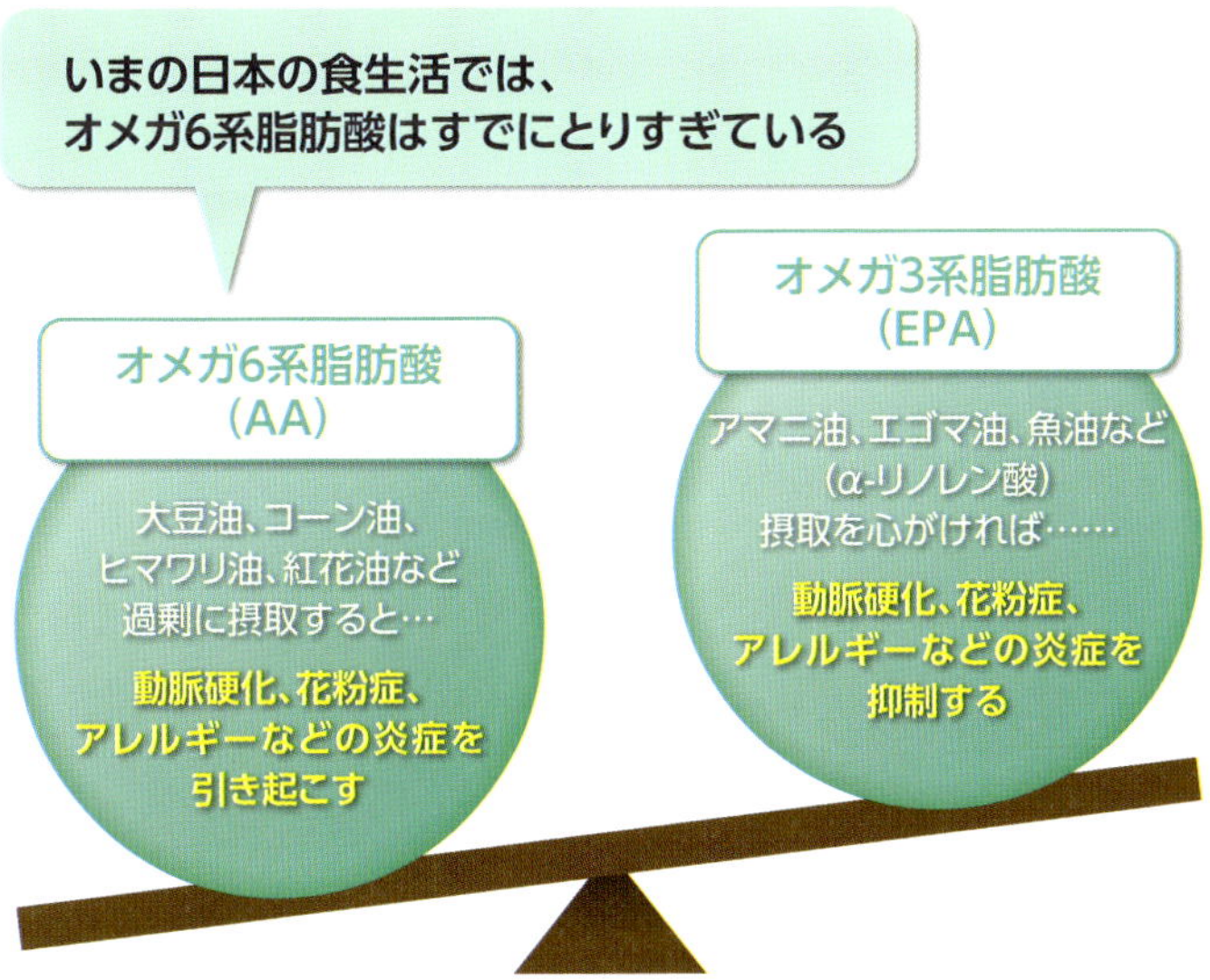
いまの日本の食生活では、
オメガ6系脂肪酸はすでにとりすぎている
オメガ6系脂肪酸
(AA)
大豆油、コーン油、
ヒマワリ油、紅花油など
過剰に摂取すると…
動脈硬化、花粉症、
アレルギーなどの炎症を
引き起こす
オメガ3系脂肪酸
(EPA)
アマニ油、エゴマ油、魚油など
(α-リノレン酸)
摂取を心がければ……
動脈硬化、花粉症、
アレルギーなどの炎症を
抑制する

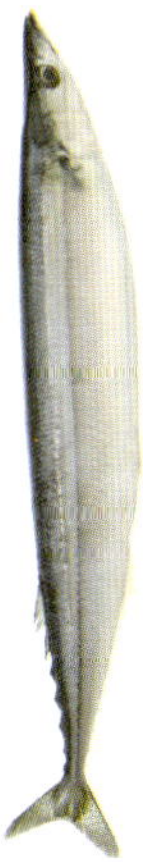

## EPAとAAのバランスをとるために、オメガ3系脂肪酸を積極的に摂取しよう!

「魚を食べること」がEPAを効率よく摂取する一番の方法！

そして、体内でEPA・DHAに変化していく「α-リノレン酸」を含む植物油を活用しましょう。ただし、熱に弱いので加熱調理には不向き。

調理におすすめなのは適量のオリーブ油。「オメガ3系」のEPAと競合せず、熱に強いので強力な助っ人

# 04 動脈硬化に効く「野菜」は？

健康長寿、病気予防に野菜がよいと、世界中のさまざまな調査・研究で検証・確認されています。

血管の病気に関していえば、野菜に含まれる**「カリウム」**が、**血圧を上昇させる「ナトリウム」の排泄を促して血圧を安定させ、「血管内皮細胞」を守ります。**

また**「食物繊維」**も血管のサポートに一役買います。なかでも水に溶ける**「水溶性食物繊維」**には、**血液中のコレステロールの排泄を促し、脂肪を分解する酵素の働きを助ける作用**があり、血管内皮細胞を守ります。

ほかにも、野菜にはエネルギー代謝に欠かせない**「ビタミン」「ミネラル」**が含まれています。

炭水化物や脂質、タンパク質が車を動かすガソリンだとしたら、ビタミンやミネラルはエンジンオイル。どちらが不足しても代謝がスムーズにできません。

また、野菜は**「フラボノイド」**や**「カロテノイド」**など、人体で重要な役割を担う**「微量栄養素」**を含んでいます。これらは、さまざまな種類があり、多種の野菜にごく微量ずつ含まれています。

どれかひとつだけとるのではなく、**複数の野菜をたくさんとるように**しましょう。

# ほうれん草1/3束＝100 g、タマネギ1/2個＝100 g……

厚生労働省「健康日本21」
## 1日の野菜摂取量の目安は…

- 緑黄色野菜　120g
- 淡色野菜　230g

血管のためにプラス50gして、

**1日400g** を目標にしましょう

## おすすめ食材はこれ!

### カリウムを多く含む
(血圧上昇を抑制する)

アボカド　ほうれん草　など

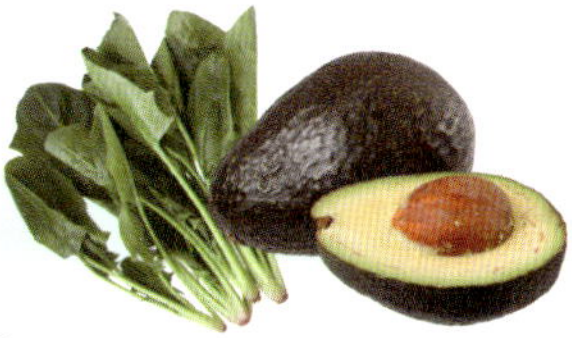

### 水溶性食物繊維を多く含む
(血液中のコレステロールの排泄を促し、脂肪を分解する手助けをする)

にんにく　オクラ　など

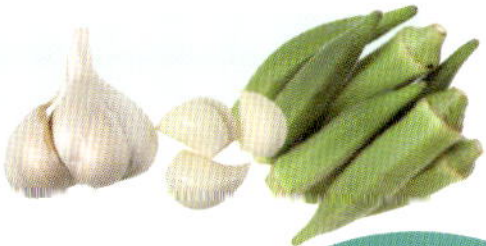

### 抗酸化作用に優れた
(動脈硬化を防ぐ)

トマト　タマネギ　りんご　など

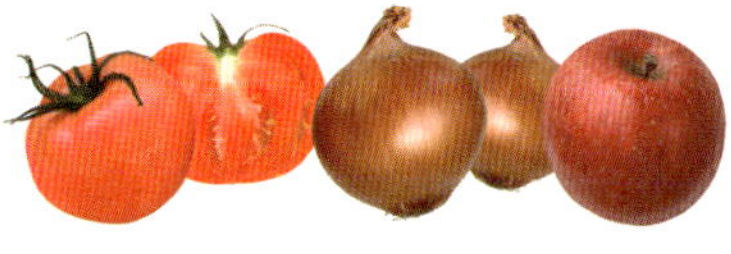

以上の野菜に限らず、
複数の野菜を
バランスよくとることが
ポイント!

# 05 塩分は「1日8g以内」を目標に

**塩分の過剰摂取は高血圧を招き、血管に負担**をかけます。塩分を控えた食事を心がけましょう。

塩分をとると血液中の**「ナトリウム」濃度が上昇**します。血液の成分は常に一定になるようコントロールされているので、ナトリウムの濃度を薄めるために、**体は血液中の水分を増やそう**とします。塩辛いものを食べたときにのどが渇くのは、体が水分を欲しているためです。

すると、**血管を流れる血液の量が増え、血管内の圧量が上昇して血圧が高くなります。**心臓はより多くの血液を送り出そうと強く収縮し、さらに血圧が上昇します。

また、血液中のナトリウムが血管の内膜や中膜に侵入すると、**血管内皮細胞がむくみ、機能が低下します。**血管の筋肉中にナトリウムが入り込むと、交感神経が刺激されて**血管が収縮してしまい、高血圧を招く**ことになります。

日本高血圧学会は、高血圧予防のためには「塩分の摂取量を1日6g未満」としていますが、現実的には難しいと私は感じています。食事は毎日の楽しみのひとつ。減塩にこだわるあまりおいしさが失われては本末転倒です。

そこで、**1日8g**を目指してみませんか。楽しみながらできる「減塩生活」の実践方法をいくつか紹介します。

# 始めよう！
# 簡単、楽しくできる「減塩生活」！

## 目標は8g以内に

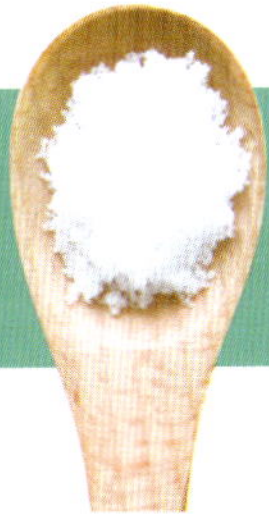

### こんな工夫をしてみよう!

昆布やかつおぶしで「だし」を濃いめにとろう!

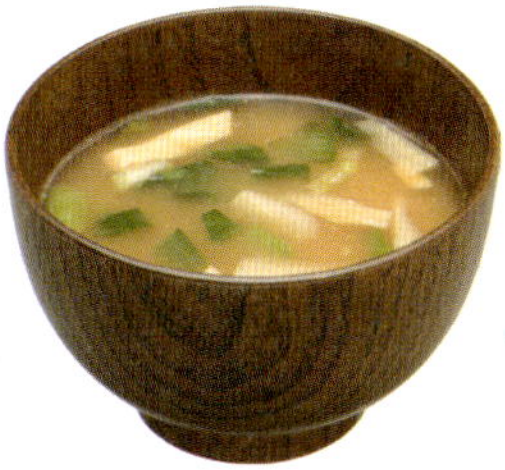

みそ汁は具だくさんにして、1日1回までにする

薬味と香辛料で風味アップ!

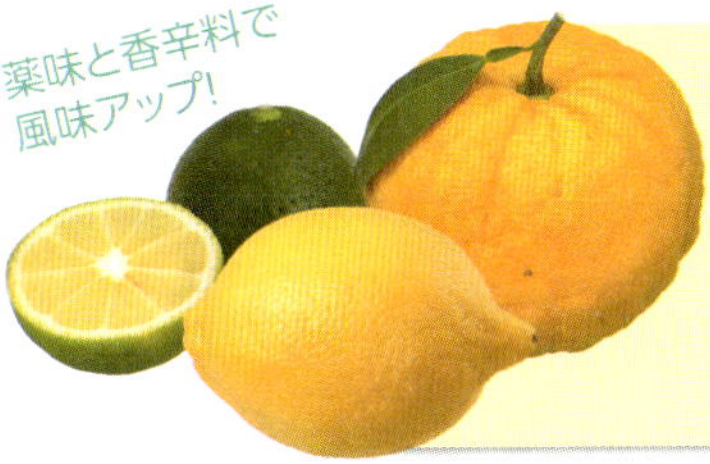

レモン、ゆず、すだち、かぼすなど柑橘類を風味づけに活用する。しょうがや大葉、三つ葉などを添えて味つけのアクセントに。香辛料も活用してみましょう

ラーメンやうどんの汁は残す!

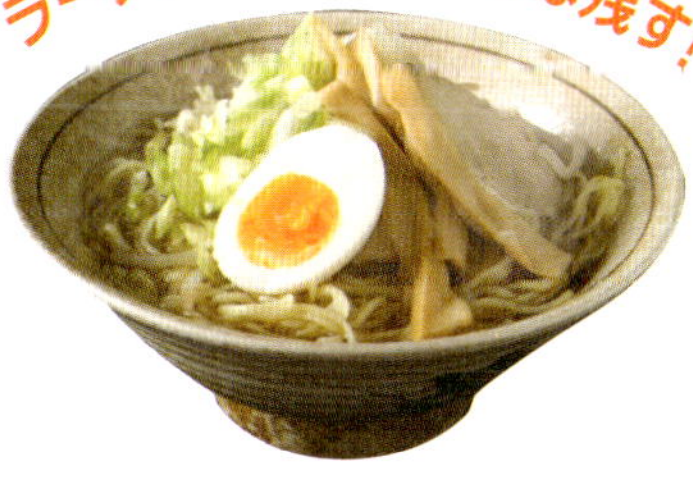

しょうゆやソースはかけるのではなく別の皿に入れて「つけて食べる」

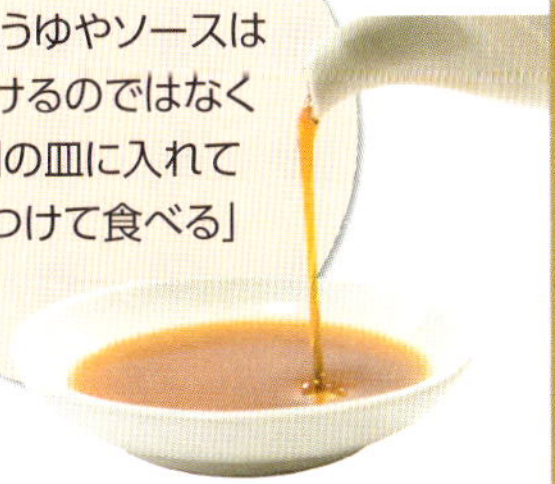

# 06 糖尿病にも有効！「食べる順番を変えるだけ」で血管が強くなる

**「食べる順番」**を変えるだけで「血管力」を高めることができます。野菜から先に食べるだけ。また、野菜の代わりに蒸し大豆を先に食べてもいいでしょう。これらの方法は糖尿病や高血圧の治療に有効な食事療法として期待されています。

**メリット1　野菜を食べるようになる**

野菜から食べることを意識すると自然に量も増える。

**メリット2　よく噛んで食べるようになる**

野菜に多い「食物繊維」は噛みごたえがあり、自然によく噛んで食べるようになる。すると満腹感を覚えやすく、食べすぎ予防にもなる。

**メリット3　塩分が控えられる**

ごはんと別におかずだけ食べると、ふだんの味つけを濃く感じるようになり、自然と薄味・減塩になる。

**メリット4　食後の血糖値が抑えられる**

野菜から食べると、糖質の腸管での吸収がゆるやかになり、炭水化物による急激な血糖値の上昇を避けられる。

**メリット5　中性脂肪やコレステロール値が改善する**

血糖値が急上昇すると余ったブドウ糖は中性脂肪となるが、野菜から食べるとその数値が下がるケースが多く、その後、コレステロールの数値も改善することがある。

# 血管をいたわる食べ方とは？

## はじめに野菜を食べる

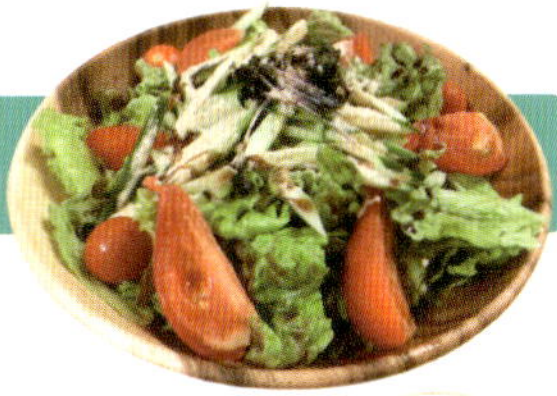

食物繊維が消化や吸収のスピードを落とす

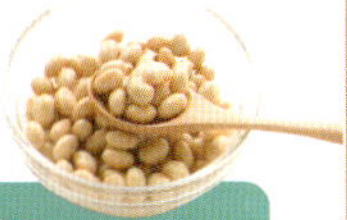

## 汁もの・スープ類

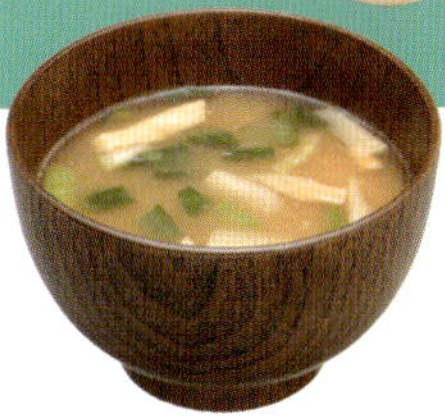

水分はお腹にたまりやすく、満腹感を得やすい

## メインのタンパク質

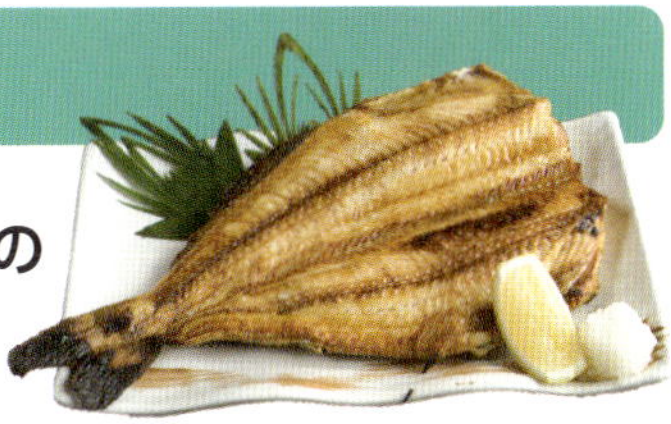

タンパク質がインスリンの分泌を促す

## 最後に 炭水化物

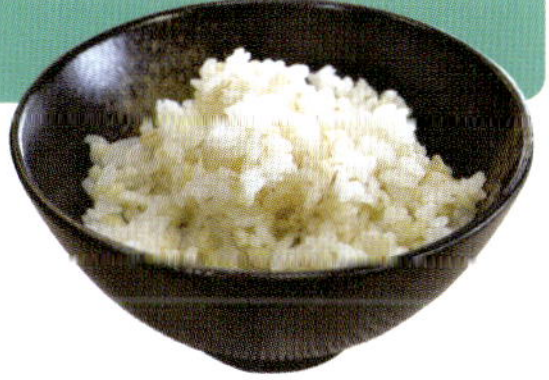

炭水化物は体を動かすエネルギーに!

白米に食物繊維が豊富なもち麦を加えればさらに効果的！

**体の準備がととのってから「ごはん」を食べることで、食後の血糖値の急上昇をおさえる！**

# 07 「脂肪をため込みやすい時間」に気をつける

肥満（メタボリックシンドローム）は「血管力」を低下させる大きな要因です。肥満の予防・改善のために食べる順番に加えて**食事をする時間帯**も意識してみましょう。

**「BMAL1（ビーマルワン）」**という物質があります。

私たちの体内には、ある一定のリズムが存在しています。夜は眠くなり朝目覚めるのは、体がこのリズム「体内時計」に沿って生命活動を営んでいるためです。

「BMAL1」は、体内時計に関係する遺伝子であると同時に、**脂肪の分解を抑制して体内にため込みやすくする働き**があります。最近の研究で、**BMAL1は時間帯によってその強さが変化する**ことが明らかになりました。

夕方6時ごろから徐々に作用が強くなり、深夜2時ごろにもっとも強くなったあとで、徐々に弱まります。

BMAL1の作用が強い時間帯に食事をとると太りやすく、BMAL1の作用が弱くなる時間帯に食事をとると肥満予防になります。つまり、

**●昼食はBMAL1の作用がもっとも弱い午後2時前後**
**●夕食はBMAL1の作用が強くなる前の夕方6時ごろ**

これが、太りにくい食事のベストタイミングです。

# 午後2時～6時が「食べても太らない」時間帯！

**どうしても脂肪分や糖質を食べたいときは、適量を午後2時前後にとるのがベスト!**

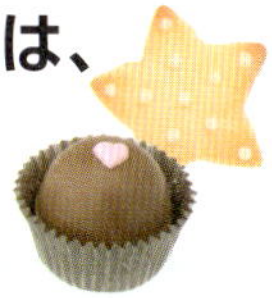

### BMAL1は1日の中でこんなに変動する!

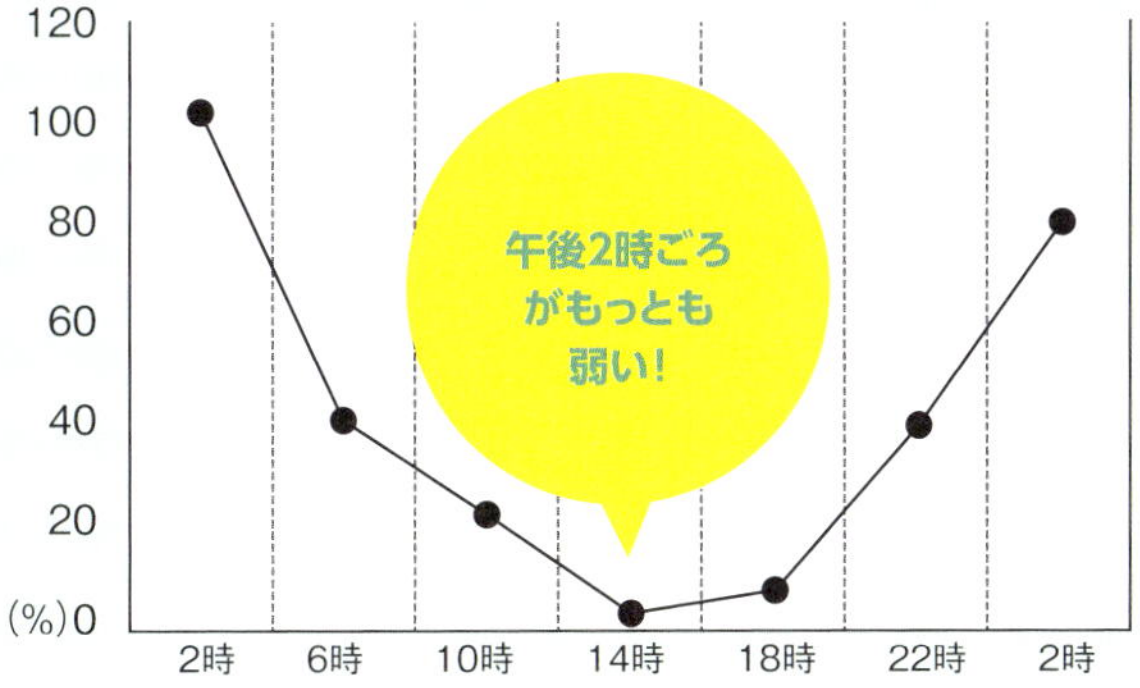


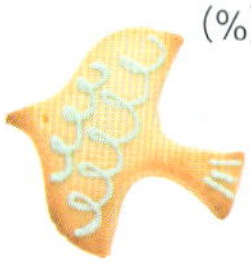

出典:榛葉繁紀・監修「太らない時間に食べる!体内時計ダイエット」(マガジンハウス)より

**糖質制限を無理なく効率よく行なうためには、食事の内容だけでなく、とるタイミングも知っておくとお得です!**

## 「BMAL1」の特徴

知っておくと得する!

1. 1日の中で規則的に分泌量が増減する
2. 分泌が多くなるのは夜間
3. 分泌が少なくなるのは午後2時ごろ
4. 分泌量が多い時間帯に食事をすると太りやすい

# 08

# 「適量のアルコール」は脳梗塞の予防にいい!?

風呂上がりのビールはやめられない。そんな人が多いのではないでしょうか。ストレス解消のためにお酒を飲む人もいらっしゃるでしょう。

**アルコールは適度にとれば「血管力」を高めてくれます。**飲み方に注意すれば「酒は百薬の長」となるのです。

九州大学が福岡県久山町で行なった大規模な疫学調査によると、少量のアルコールの摂取は脳梗塞の予防に役立つという報告があります。**まったく飲まない人よりも、適量のアルコールを飲んでいる人のほうが、脳梗塞の発症率が低かった**そうです。

そのほか、**適量のアルコールが心疾患の発症予防に役立つことや、死亡のリスクを減らす**など、適量の飲酒を支持する研究データが発表されています。

適度なアルコールは血液循環をよくするので、「NO」の分泌を促してくれ、「血管力」アップに効いているのでしょう。ただし、飲みすぎは厳禁です。1日の適量を守り、1週間に1日は休肝日を設けてお酒と上手につきあうようにしてください。

参考までに、男性の1日の適量をご紹介します。女性はこれらの分量のおよそ半量と考えましょう。

# 血管にいい「お酒の量」は？

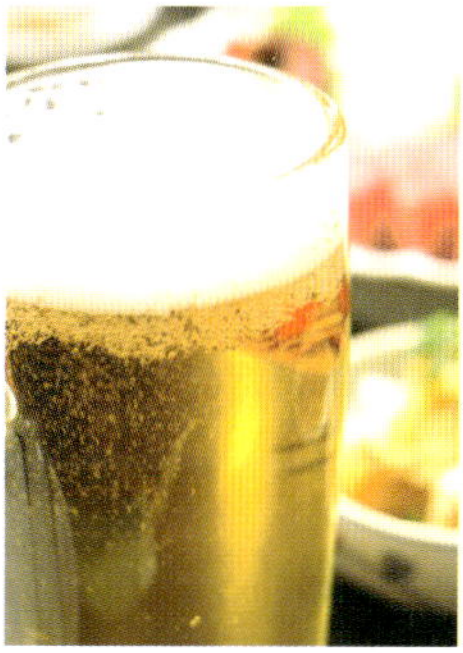

**ビール**

中ビン1本程度

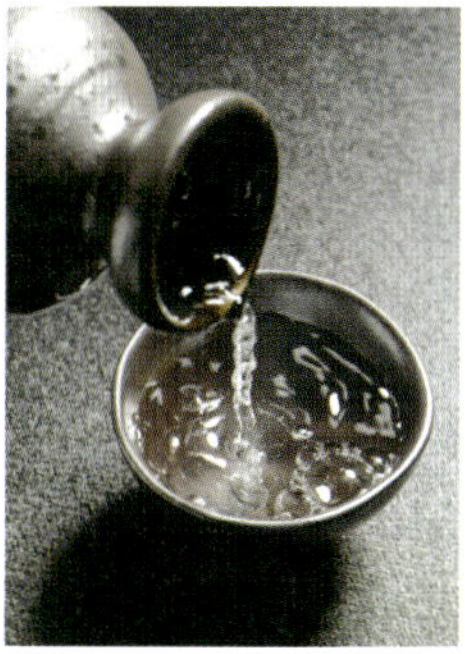

**日本酒**

1合程度

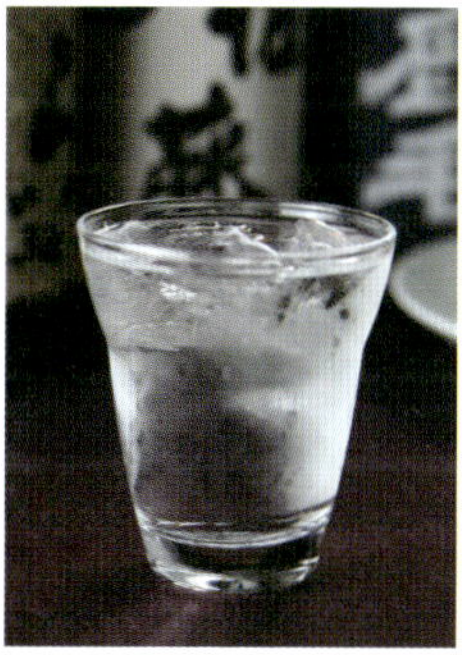

**焼酎**

半合弱

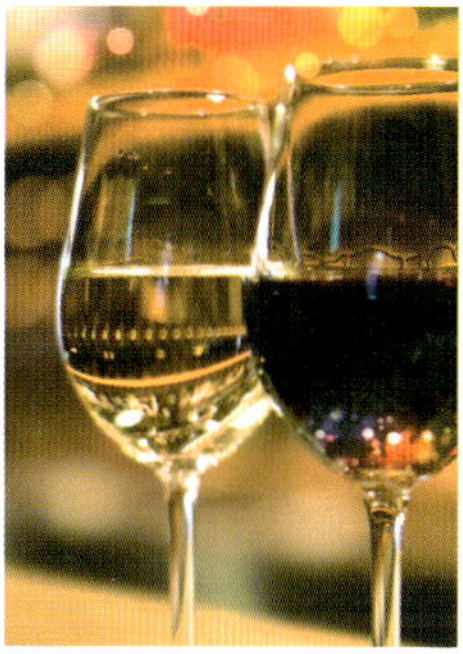

**ワイン**

グラス2杯程度

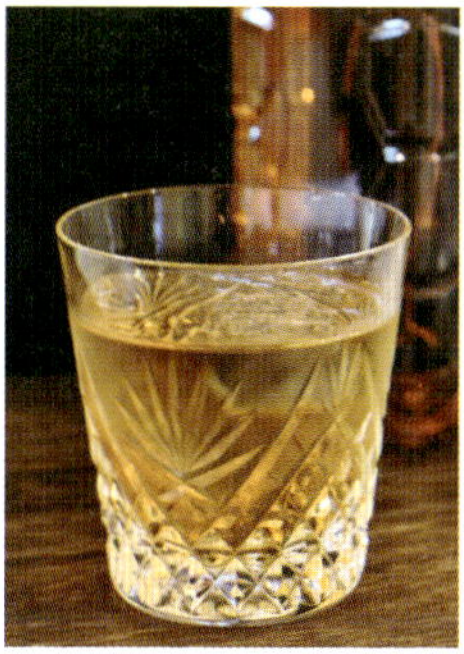

**ウイスキー**

ダブル1杯程度

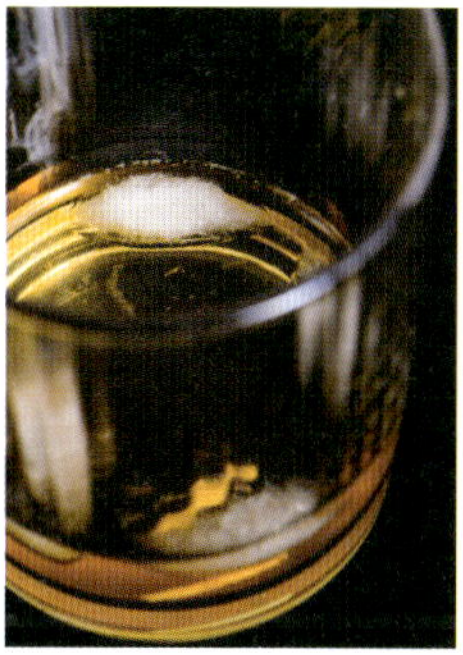

**ブランデー**

ダブル1杯程度

（日本高血圧学会『高血圧治療ガイドライン』より）

**赤ワインには、抗酸化作用がある**
**ポリフェノールが含まれているので、おすすめです!**

# 09

# 運動は「食後30〜60分」が効果的

運動で「血管内皮細胞」を直接刺激すると、「NO」の分泌が促されて「血管力」アップにとても効果的です。

ただし、運動をするタイミングについての判断は専門家によって異なります。私は食後、高血糖を早めに安定させることを考えて、**「食事をしてから30分から1時間以内に10分程度歩きましょう」**とおすすめしています。

血糖値は食後1〜2時間後にもっとも高くなり、このとき消費しきれなかったブドウ糖はグリコーゲンとして肝臓に蓄えられたり、脂肪細胞にため込まれたりします。

**食後に運動をして血液中のブドウ糖を使うと、高血糖状態が早めに改善されて中性脂肪へ合成される量が減り、「血管力」のサポートになります。**

食後30分ほどは消化のために体を休ませて、食後1時間までの間に10分程度の有酸素運動を行なうようにしましょう。食べ過ぎたときや体重を落としたいときには、さらに10分追加するなどするとよいでしょう。

内臓脂肪や皮下脂肪は20分を過ぎるころから使われ始めますが、**血液中のブドウ糖は10分程度の運動でも燃焼されます。**1回の運動時間は10分でも、1日3回行なえば合計30分。1日の運動量としては十分です。

# 「血管力」を高める運動のベストタイミングは？

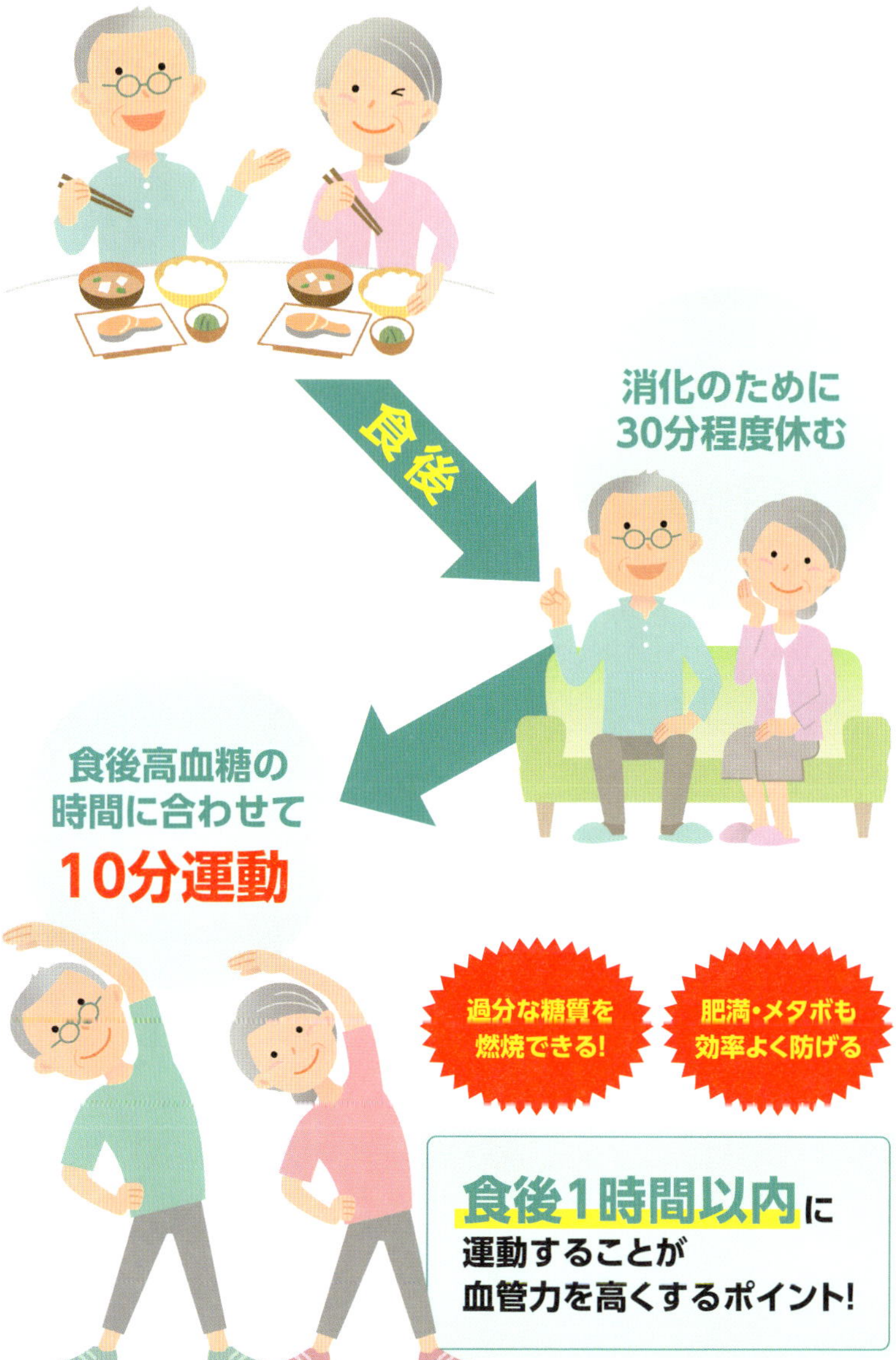
食後
消化のために
30分程度休む
食後高血糖の
時間に合わせて
10分運動
過分な糖質を
燃焼できる!
肥満・メタボも
効率よく防げる
食後1時間以内に
運動することが
血管力を高くするポイント!

# 10 食べすぎてしまった日には……「なかったこと運動」でリセット！

朝の運動は、もともと血圧が高い人や高齢者には危険なので控えましょう。**心筋梗塞や脳卒中の発作は、起床後1時間以内、もしくは午前中に多い**といわれます。

午前中は副交感神経が優位な状態から交感神経が優位な状態へと切り替わる時間帯なので、血管が収縮して血圧が上がりやすくなっています。そんなときに運動をすると、血管に負担がかかってしまいます。

運動をするなら午後からにしましょう。とくに夕食後をおすすめします。時間も多くとれるので、まとまった運動をすることができるのではないでしょうか。

夕食後の運動を、私は**「なかったこと運動」**と呼んでいます。その日、食べすぎた食事を運動によって「なかったこと（消費）」にするからです。

前述しましたが、ブドウ糖が脂肪になる前にこまめな運動で血液中のブドウ糖や脂質を使いきれば、肥満の予防・改善だけでなく、「血管内皮細胞」への負担を減らすことにもなります。また、夜はＢＭＡＬ１の作用が強いので、夕食を食べ過ぎると、そのまま脂肪に蓄積されてしまいます。その予防や改善にも食後の運動が効果的です。食べすぎてもその日のうちに消化できればいいのです。

# 血圧が高い人は、運動するなら夕食後がベスト！

## 血圧の日内変動

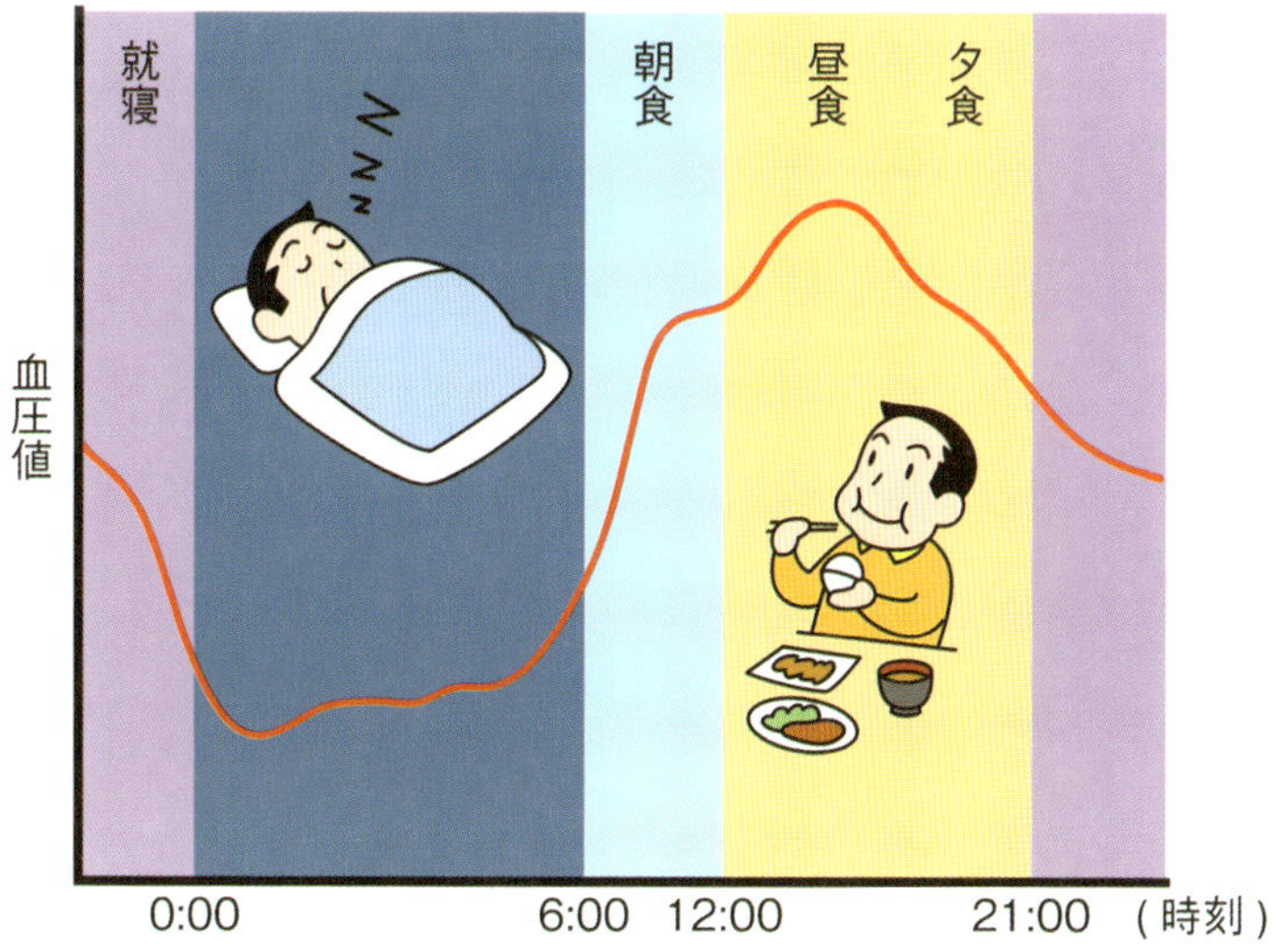


（北海道心臓協会）

血圧は通常、寝ている間は下がり、
朝は起きる少し前から体を目覚めさせるために急上昇。
実際に目が覚めたときには、かなり血圧が高い状態になっています。
その状態での運動は、心臓や血管に大きな負担に。

**朝起きてから1〜2時間は無理をしないことが大切!**

11

# 「あなたが寝てる間」に血管は修復される

私たちは睡眠をとることで脳や体を休息させます。入眠直後から3時間ほど分泌される「成長ホルモン」は体内の新陳代謝を促して、体が受けたダメージを修復します。実は、**血管も睡眠中に修復されている**のです。

また、睡眠中は「副交感神経」が優位になり、心身ともにリラックスした状態です。**心拍数も血圧も下がるため、血管への負担が減ります。**逆に、短すぎる睡眠時間は「交感神経」の緊張を招くので血管にはよくありません。寝不足が続くと、ほぼ例外無く血圧が上昇します。

また、睡眠不足になると満腹感を得にくくなったり、食欲を出させるホルモンが出たりするので、ふだんより食べてしまうのです。体の疲れもとれず、翌日の行動に支障が出ます。体を動かすモチベーションが下がるので、運動不足から肥満につながることも指摘されています。

必要な睡眠時間は人によって異なりますが、短すぎても長すぎてもよくありません。**睡眠時間が5時間未満、8時間以上というケースで病気が起こりやすい**といわれています。仕事や家事に追われて睡眠時間がとれないのであれば、ぐっすり眠る「熟睡」を目指しましょう。ここでは、いい睡眠をつくる材料となる食材をご紹介します。

# 「いい睡眠」が「いい血管」をつくる！ 上質な眠りをつくる食材

必須アミノ酸 トリプトファン → 体内に入ると → 幸せホルモン セロトニン に変わる → 睡眠ホルモン メラトニン に変わる

**トリプトファンは体内で生成することができず**
**食事からとることが必要。**
**また、消化・吸収の関係から朝食でとることがベスト**

## トリプトファンを多く含む食品

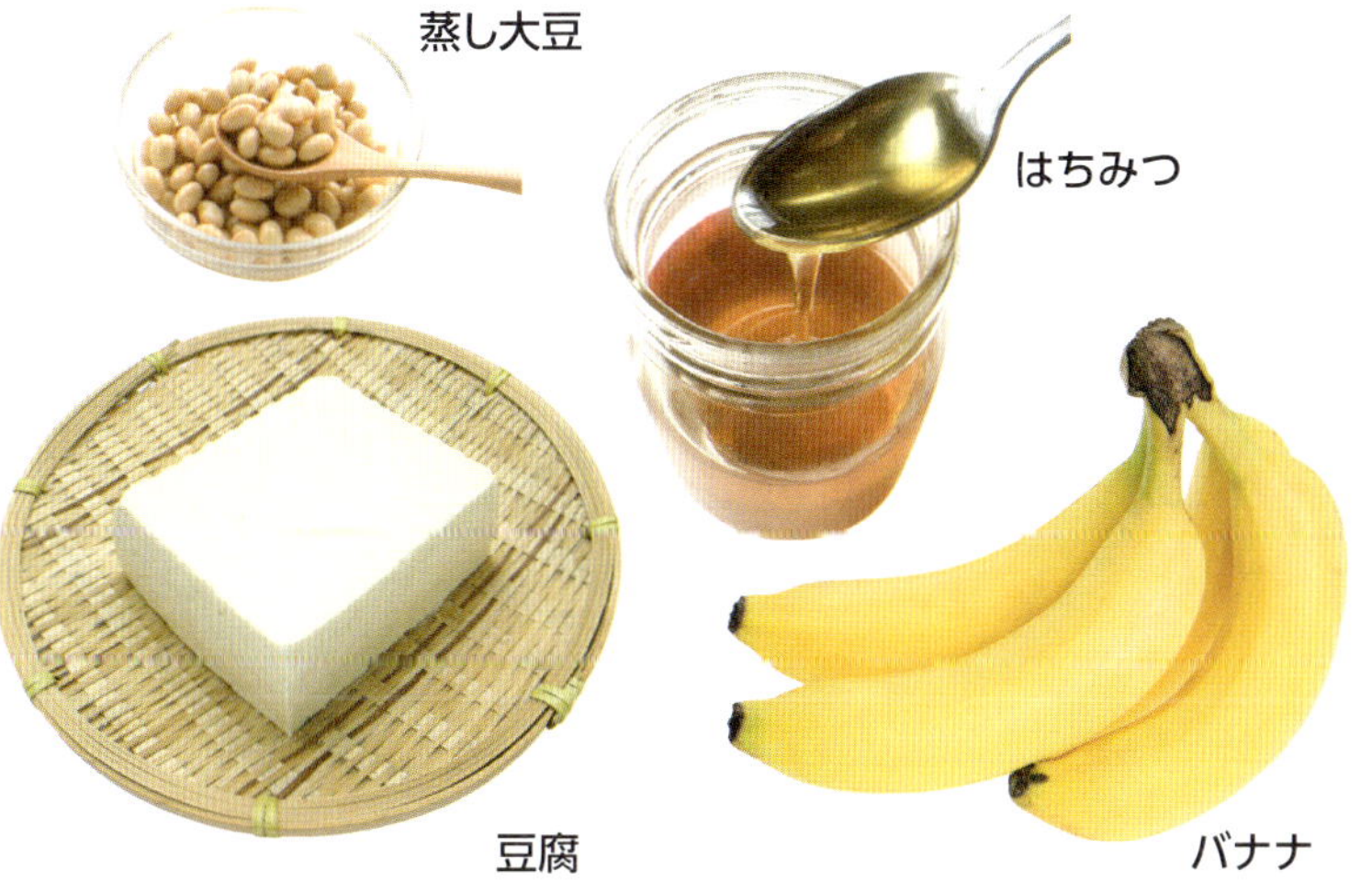

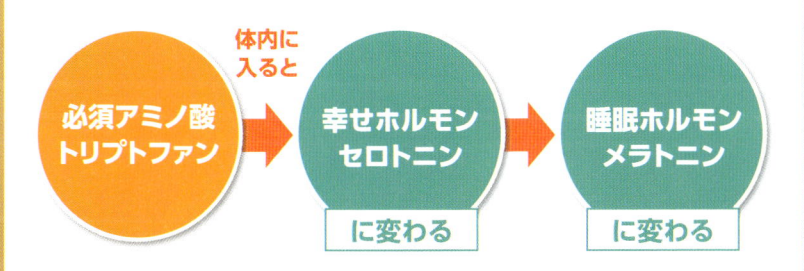


**これらを朝食にとり入れましょう**

12

# イライラ、嫉妬……マイナス感情は「血管力」低下のもと

ストレスは、血管を収縮させて血圧を上昇させ、「血管力」を低下させてしまいます。ストレスと上手に付き合い、血管に負担をかけないようにしましょう。

とくに、**怒りやイライラなどは、交感神経を盛大に刺激して血圧を上昇させます。**こうしたストレスをためないためには**「相手を変えようとしない」**ことが大切です。

たとえば、私は1日に100人くらいの患者さんを診察しますが、イライラしたり、怒ることはまずありません。患者さんに「生活習慣」を変えていただくようお願いすることはあっても、「考え方」や「価値観」を変えようとは思っていません。

患者さん自身が病識を持っていただけるように、生活習慣の乱れや生活習慣病が、実際に自身の血管力にどれだけ悪影響を及ぼしているかを感覚的にわかりやすいデータを見せながらお話しします。その結果、どうしたいのかを自分で選択していただくのです。

もし「できない」と言われたら、「どうしてできないの」と思うのではなく「どう説明すればわかってもらえるか」と考えるようにします。**相手を変えるより自分が変わる。それがストレス対策の第一歩**ではないでしょうか。

# 「怒り」をためないコツ

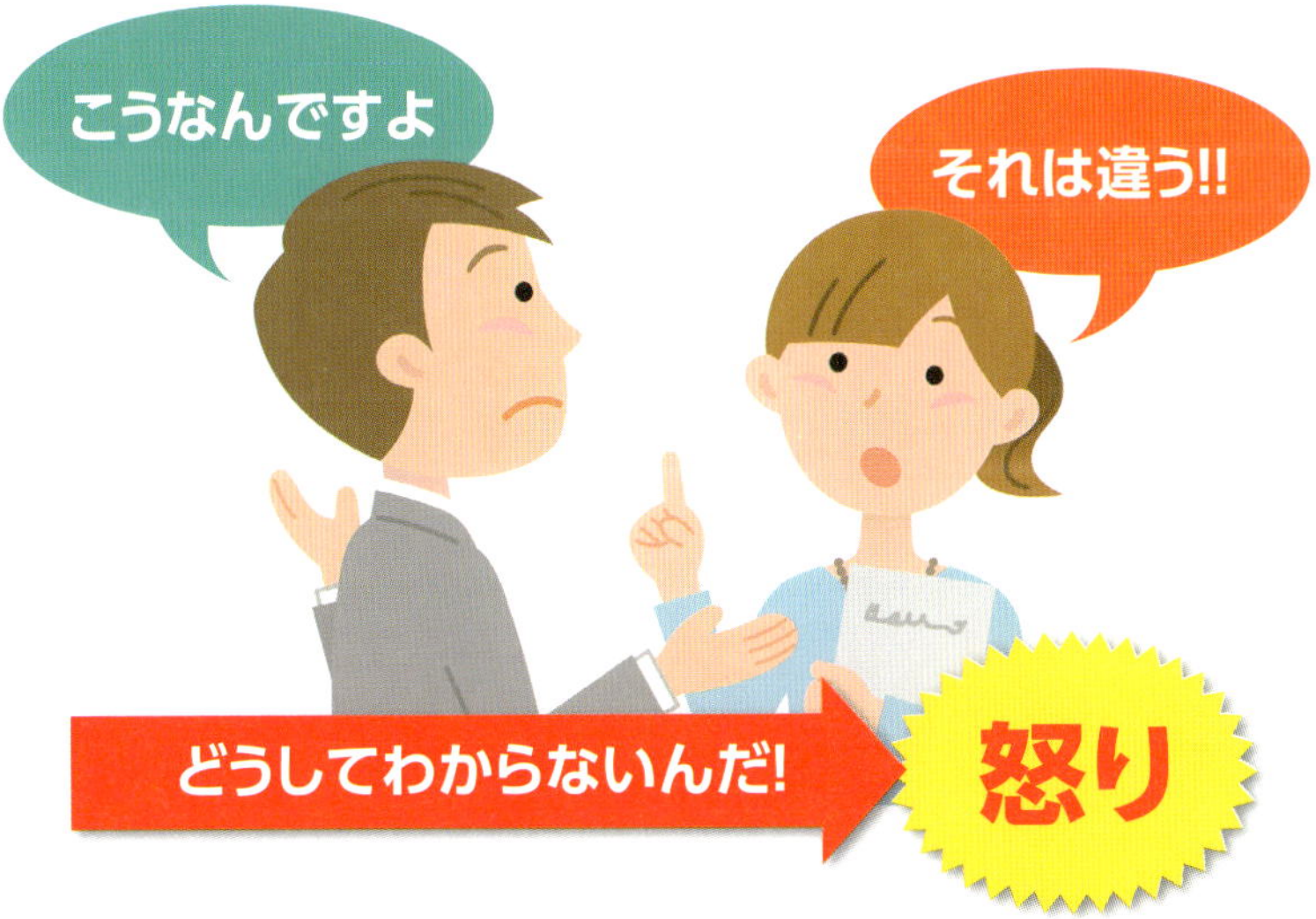
こうなんですよ
それは違う!!
どうしてわからないんだ!
怒り

でも、こう考えれば…

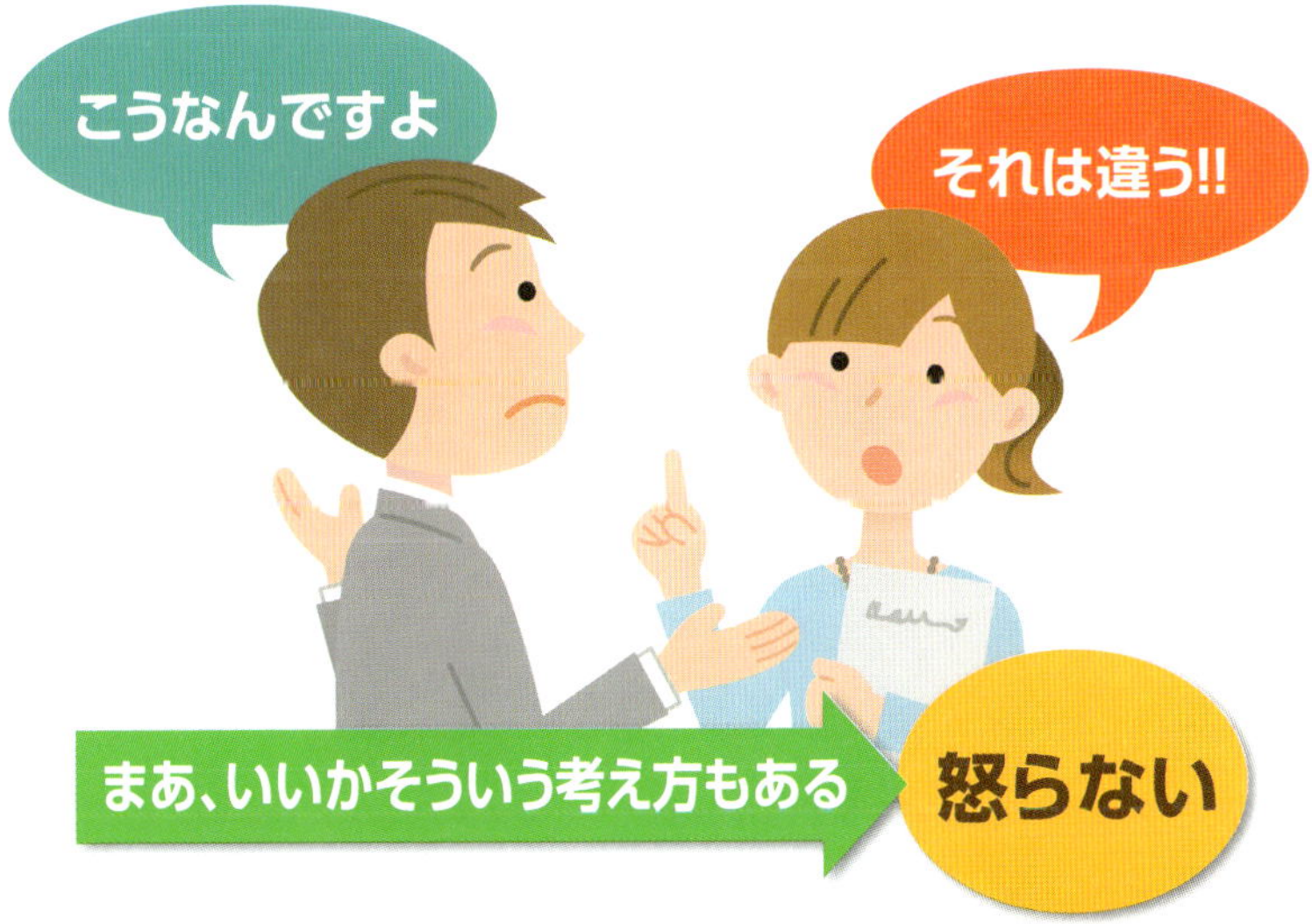
こうなんですよ
それは違う!!
まあ、いいかそういう考え方もある
怒らない

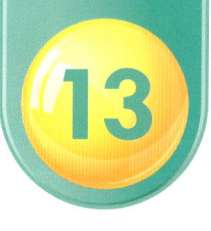

# 13

# 「怒り」＝「タバコ3本分のストレス」と心得よ

もちろん、私もときには「ムカッ」とすることもあります。患者さんの中には怒りをしずめる方法に悩んでいる方もいます。そんなときにおすすめなのが**「腹式呼吸」**です。

腹式呼吸は、ストレスで緊張した筋肉をほぐし、気持ちもほぐしてくれてすっきりします。35ページで紹介した「リラックス腹式呼吸」はどこでもできるので、イライラしたときにはやってみてください。

しかし、何をしても怒りがおさまらないときは、メモをとっておきましょう。なぜ怒ったのか、相手が何をしたのか、そのとき自分はどう感じたのか書いておきます。

**書くことで冷静になったり、客観的になったりする**ので、気持ちを落ち着けるのにはいいのです。読み返したときに、「これくらいのことだったのか、まあいいや」と思えればしめたもの。「こうならないためにはこうしよう」と対策をたてることもできます。

また、怒っている自分に何が起こっているかを考えるのもいいでしょう。**怒りで興奮しているときの休内は、タバコを3本同時に吸っているときと同じようなストレスがかかっている**というつらい状況なのです。血管のためにも〝怒り〟を手放してあげてください。

## 「すぐ怒る人」は、信じられないくらい損をしている！

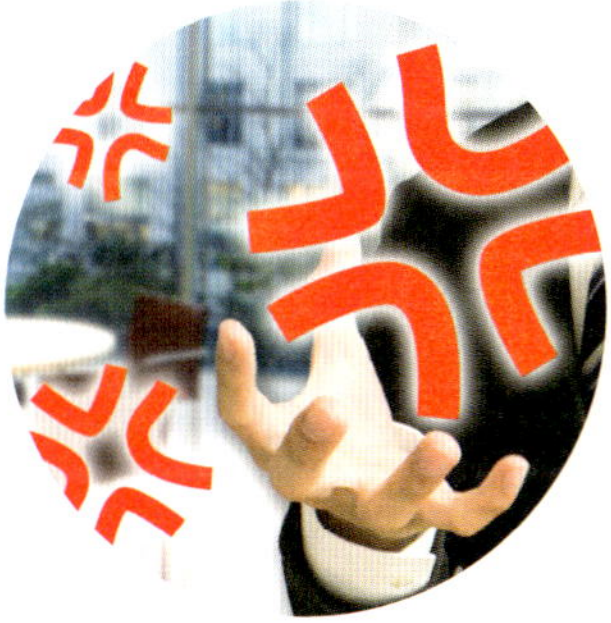

怒りのストレス ＝ タバコ3本分のストレス

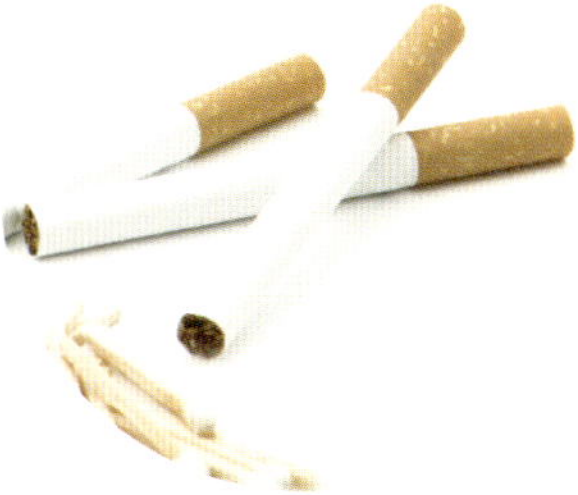

どうしても怒りがおさまらないときは…

リラックス腹式呼吸

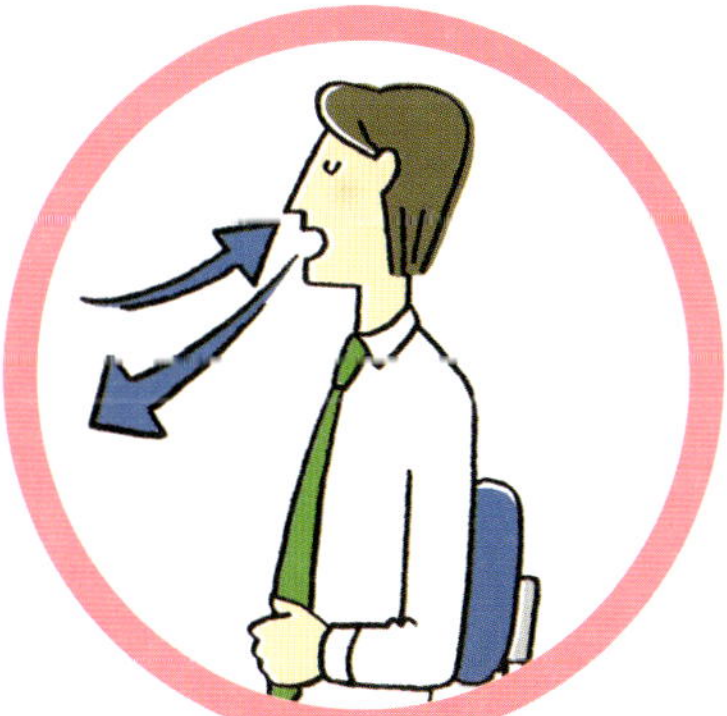

気持ちを書き出す

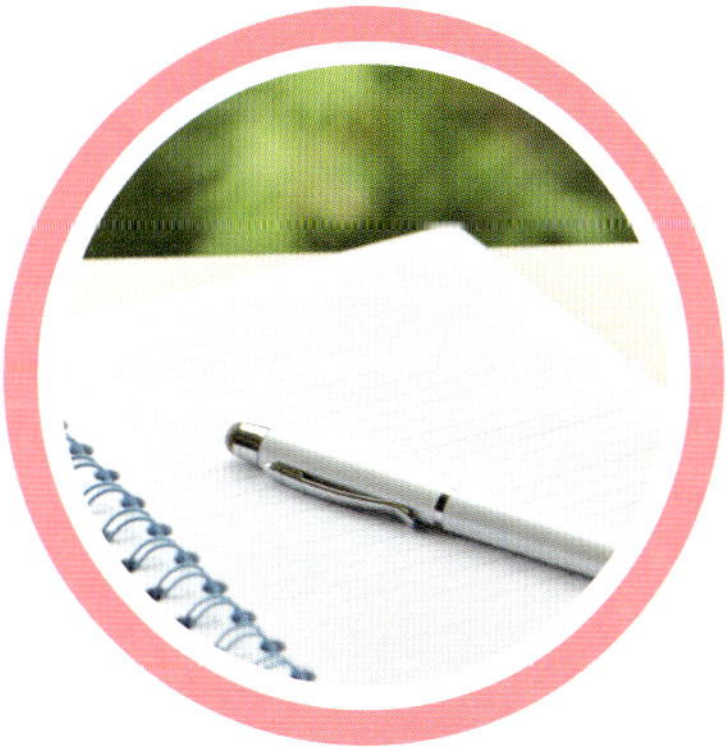

# 第7章

教えて池谷先生！

# 健康な体をつくる「新常識」「非常識」

いよいよ最終章になりました。

もうすでに、みなさんは、最期の瞬間までイキイキと充実した人生を送るための〝一生モノ〟の知恵を手に入れています。あとは、実践あるのみです。

少しずつでいいのです。毎日の積み重ねが、1年後、10年後の健康なあなたをつくるのです。

最後に、患者さんからよく質問されることを「Q＆A方式」でまとめました。どれも、勘違いされやすかったり、どうすればいいだろうと悩まされたりするものばかりです。ぜひ参考にしてください。

# Q 1日に必要な野菜を食べるには？

これまで野菜をあまり食べてこなかった方がいきなり野菜をたくさん食べようとしても、なかなか難しいものがありますね。そんな方には、朝のジュースがおすすめ。

私の朝食は手づくりの**「にんじんジュース」**だけ。はじめは物足りない感じがしましたが、慣れてくると昼食を食べるころまで空腹を感じなくなりました。昼食をとるのは午後2時くらいなので、かなり腹持ちがいいです。

たまに、朝食におにぎりやパンを食べることもあるのですが、するとかえって昼前に空腹感に悩まされます。

朝食に炭水化物をとると血糖値が上がり、インスリンが分泌され、血糖値が下がって食欲が出るからです。

# A 「朝ジュース生活」を始めましょう！

にんじんジュースは血糖値をそれほど上げないので、**インスリンの分泌量が抑えられ、血糖値の変動が少なくなります。**その結果食欲に悩まされることがなくなるのです。肌の調子もよくなりましたし、美容にもいいのではないでしょうか。

いろいろな野菜や果物で試したのですが、やはりにんじん、りんご、レモンの組み合わせが一番です。ビタミンやミネラルがたっぷりとれますし、何よりおいしくて飲みやすいからです。

# 「池谷式にんじんジュース」のつくり方

## 材料

にんじん………………… 1と1/2本(約250g)
りんご…………………… 1/2個
レモン…………………… 1/2個
アマニ油orエゴマ油… ティースプーン1/2〜1杯

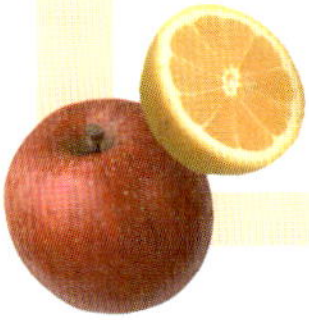

オメガ3系脂肪酸を
とることができる!

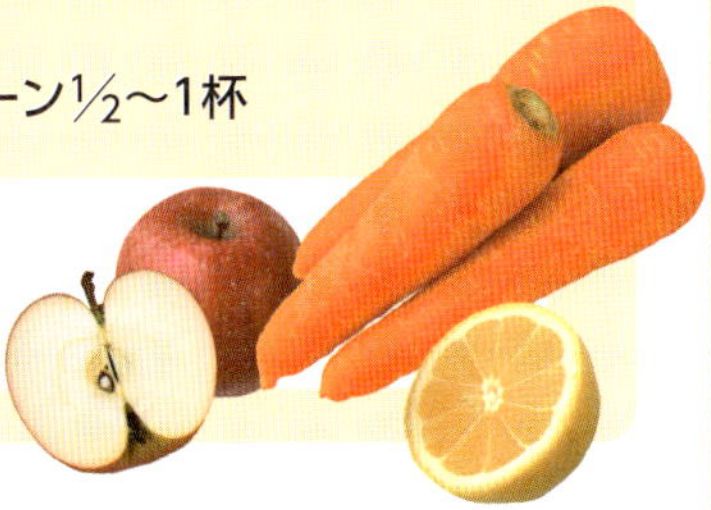

**野菜と果物をジューサーで絞るだけ!**

**便秘気味の人は…**

エキストラバージン
オリーブ油を
加えるのもおすすめ!

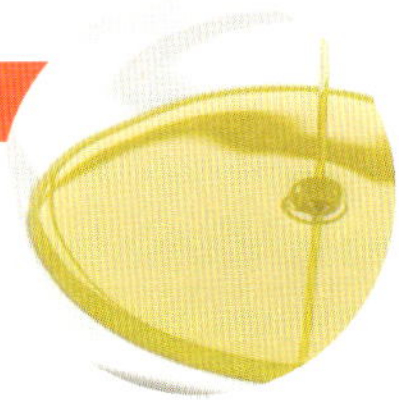

**お好みで…**

できあがったジュースに
くるみやアーモンドを
加えてもOK!

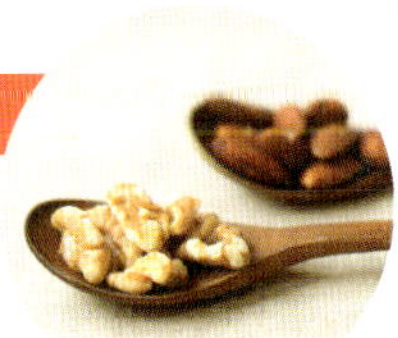

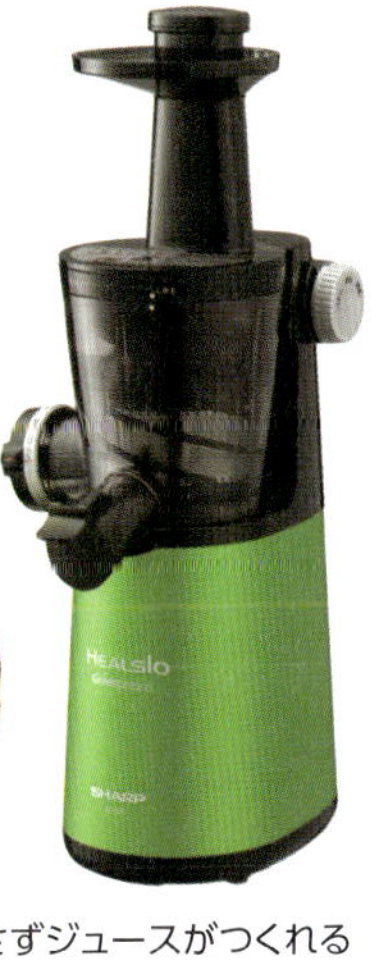

栄養素をできるだけ壊さずジュースがつくれる
「スロージューサー」がおすすめ!
写真:ヘルシオグリーンプレッソ(シャープ)

*オイルやくるみ、アーモンドなどはジューサーへは入れずに後から加える。

# Q「ジューサー」と「ミキサー」どちらがおすすめ？

どちらも同じようなものと思われるかもしれませんが、**「ジューサー」**と**「ミキサー」**では機能がまったく違います。

ミキサーは、材料をカッターで粉砕して混ぜ合わすブレンダーです。**「非水溶性食物繊維」**がそのまま入っているので口当たりが悪く、分量も多くなります。ミキサーで私が前ページでおすすめした分量でつくると、とても飲みきれない量になるでしょう。

ジューサーは、材料をしぼり、ジュースと必要のないカスとに分離します。とくに、石臼でひくようにしぼる低速回転式のジューサー（スロージューサー）は、必要な栄養素を無駄なく絞り出してくれます。絞ったジュースの中には**「非水溶性食物繊維」とともに、多くの「水溶性食物繊維」**が含まれているので、絞りカスとして出る非水溶性食物繊維をムリに食べる必要はありません。

もしこれから購入されるのであれば、低速回転式のジューサーをおすすめします。ジュースは人気が高まっているので、最近はいろいろなタイプが販売されるようになりました。価格や機能などいろいろなので、自分に合うものを選ぶとよいでしょう。

# A ジューサーがおすすめです！

# ミキサーでつくる「池谷式ジュース」のレシピ

とはいえ、ミキサーしかもっていない方のために、ミキサーでつくる食物繊維たっぷりレシピをご紹介します!! おいしく、栄養も効果的にとれるよう試行錯誤してようやくたどりついたレシピです。ぜひ、お試しください!

## 「池谷式りんごとショウガのジュース」のつくり方

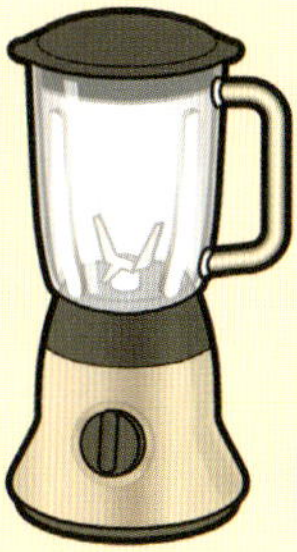

### 材料

りんご…………………… ¼個(80g)
ショウガ ……………… 2g
水か氷…………………… 50ml

### つくり方

1. りんごを一口大に切る
2. りんご、ショウガに水か氷を加えてミキサーにかける
3. とろとろになったらできあがり

国産の材料を使うなら、よく洗って皮ごと使うとよい。

ちなみに、生のショウガには血管を拡張して血流を改善する「ジンゲロール」が含まれています。また、加熱すると「ショウガオール」という成分に変化して、胃腸の血流をよくし、体を内側から温めます

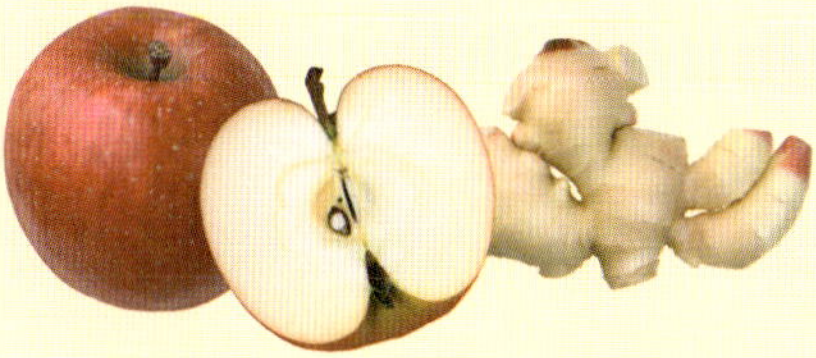

## Q 「糖質制限」はしたほうがいい？

血糖値を上昇させる糖質（ごはん、パン、めん類、いも類、甘い果物、砂糖など）を制限して、血糖値の急上昇を避ける食事法が人気です。糖尿病の治療やダイエット目的で実践される方が多いようです。

そもそも、生活習慣病と診断される方は食べすぎています。それもごはんなど炭水化物（糖質）をたくさんとっていることが多くみられます。**糖質の過剰摂取は食後高血糖を招き、血管に負担をかけますし、血管の壁をサビさせてしまうのでとりすぎないほうがいい**のです。

ただ、糖質（ブドウ糖）は私たちが体を動かしたり、脳を働かせたりするためのエネルギー源になる、体に必要なものでもあります。控えすぎても問題があります。私たちの体はエネルギー源として糖質を必要としています。適度に食べるようにしてください。

そこで私がおすすめしているのが、**「なんちゃって糖質制限」**。ごはんなど主食を減らし、おかずをたくさん食べるようにする食事法です。要は、血糖値の上昇やインスリンの分泌を促す「糖質」の摂取量を下げ、同時に血管を丈夫にする「タンパク質」をしっかりとる。タンパク質は血管をつくる細胞の原料となるので、しっかりとるように心がけましょう。

## A 「なんちゃって糖質制限」をおすすめします。

# 池谷式「若返り食事法」

## 制限するもの

【糖質を多く含むもの】
ごはん、パン、めん類、とうもろこし、じゃがいも・さつまいも・さといもなどいも類、れんこん、かぼちゃ、栗、ぎんなん、空豆、小豆、甘い果物(メロン、ぶどう、柿など)

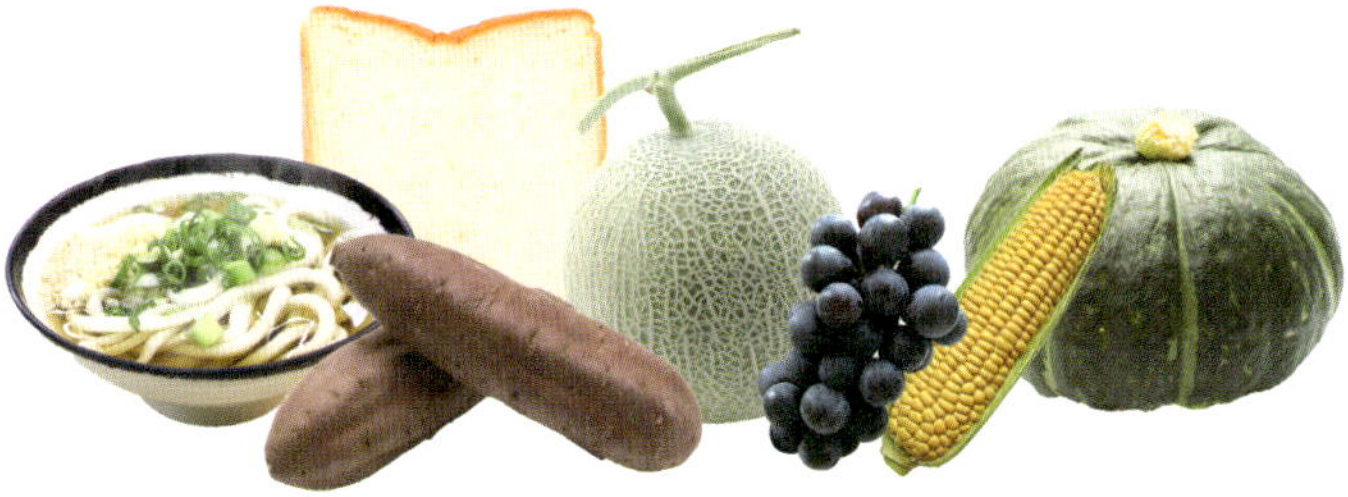

## 積極的にとるもの

【タンパク質を多く含むもの】
肉、魚介類、卵、乳製品、豆腐・納豆・大豆など
【糖質が少ないもの】
野菜、きのこ、海藻、こんにゃく、寒天など

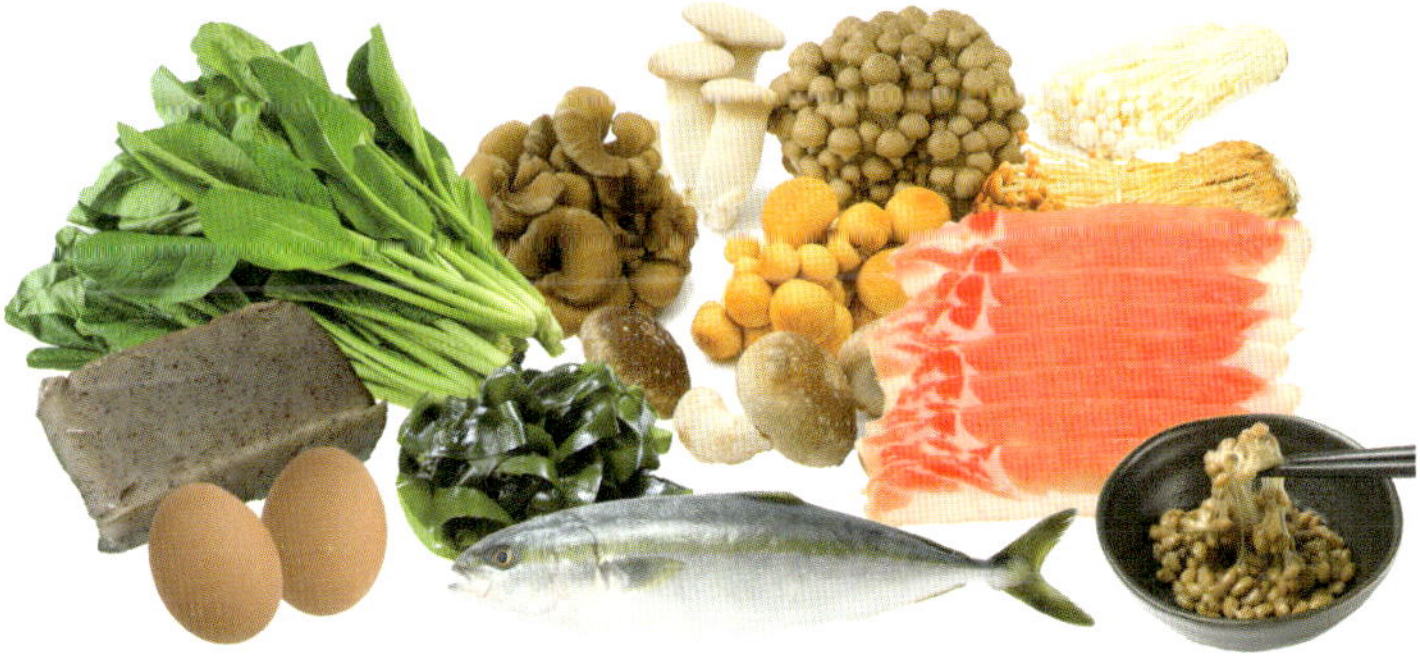

# Q コンビニ食は体に悪い？

## A そんなことはありません。選び方しだいです。

一般的に「コンビニ食は不健康」というイメージがあるようですが、そんなことはありません。実は、私の昼食は、クリニックの近くにあるコンビニエンスストアで調達することが多いのです。

最近はサラダのレパートリーが豊富になったので、いろいろ選べるようになってきました。基本は、**野菜がたっぷり入っていて、それに蒸し鶏やゆで卵などタンパク質がトッピングされているもの**を選びます。ドレッシングは別売りになっているものから、気分に合わせて選びます。

野菜だけではタンパク質が足りないので、いつも**チーズ**を一緒に食べるようにしています。ちぎってサラダに混ぜると、ドレッシングが少なくてもチーズ風味でおいしくなるのでおすすめ。蒸し大豆をトッピングしてもいいでしょう。

冬は、具だくさんの野菜スープなどが販売されているので、サラダを減らしてスープを選ぶこともあります。

また、豚肉の生姜焼き、鶏肉のトマトソース、さばの味噌煮などタンパク質がしっかりとれるおかずもバリエーションが豊富です。ただ、ポテトサラダ、マカロニサラダ、フライドポテトなど糖質たっぷりの商品も並んでいますので、くれぐれも選び間違わないようにしてくださいね。

# 「コンビニごはん」は こう選ぼう！

## コンビニごはんを選ぶ順番

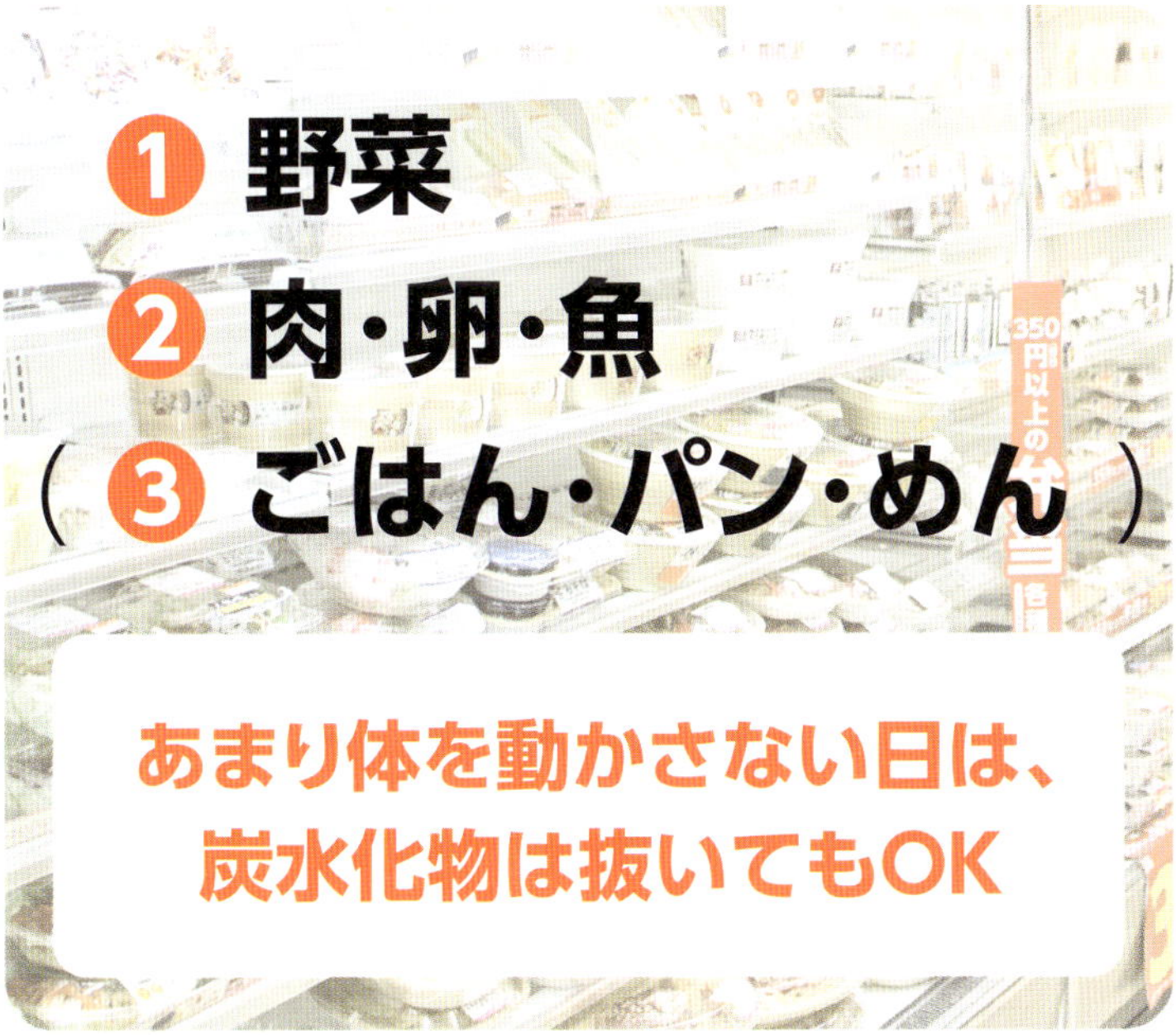

1. 野菜
2. 肉・卵・魚
（3. ごはん・パン・めん）

あまり体を動かさない日は、
炭水化物は抜いてもOK

葉ものサラダ

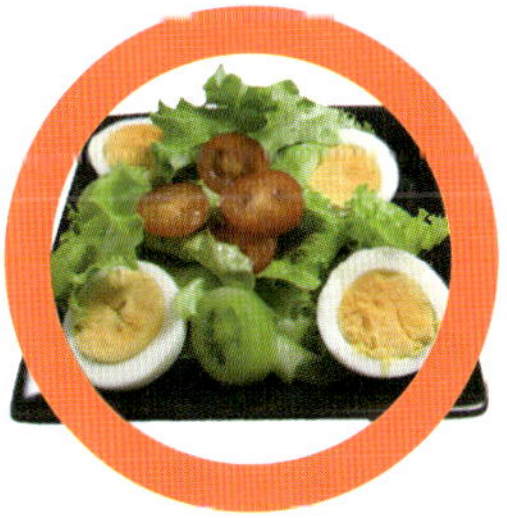

揚げ物
ポテトサラダなど

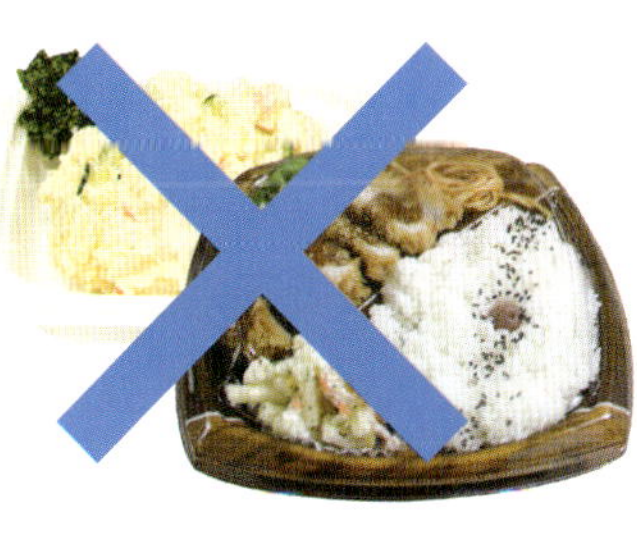

Q おやつをどうしてもやめられません……

A 好きなものをちょっとだけ楽しみましょう。

コーヒーと甘いお菓子でほっとひと息つく、この幸せはなかなかやめられません。私もそのひとりです。午後の診察が始まる前の午後3時ごろに、ブラックコーヒーとチョコレートやクッキーなどを少しだけ楽しみます。

このタイミングなのは、**午後2～4時はBMAL1の作用が1日の中でもっとも弱い時間帯**だからです（94ページ）。

朝にケーキやアイスクリームを食べても太らない、と主張する人もいますが、朝はBMAL1の作用がまだ強いので、むしろ太りやすい時間帯と考えられます。

ただし、どんなタイミングでも食べすぎないように。**残りはすぐしまう、お菓子を買いだめしない**など、見えないようにするとがまんしやすいようです。

白状すると、私は無類の甘いもの好きなのです。昼食で炭水化物をあまりとらないのは、コーヒーブレイクのための「甘いもの枠」を確保するためなのです。

おやつがいらない方は、昼食におにぎりやパンをこれまでの半分程度食べたとしても「なんちゃって糖質制限」になるでしょう。どうしても甘いものを多く食べたいときには、夕食の炭水化物を制限するなど、トータルで考える「なんちゃって糖質制限」を行なうといいでしょう。

# おやつもがまんする必要なし!!

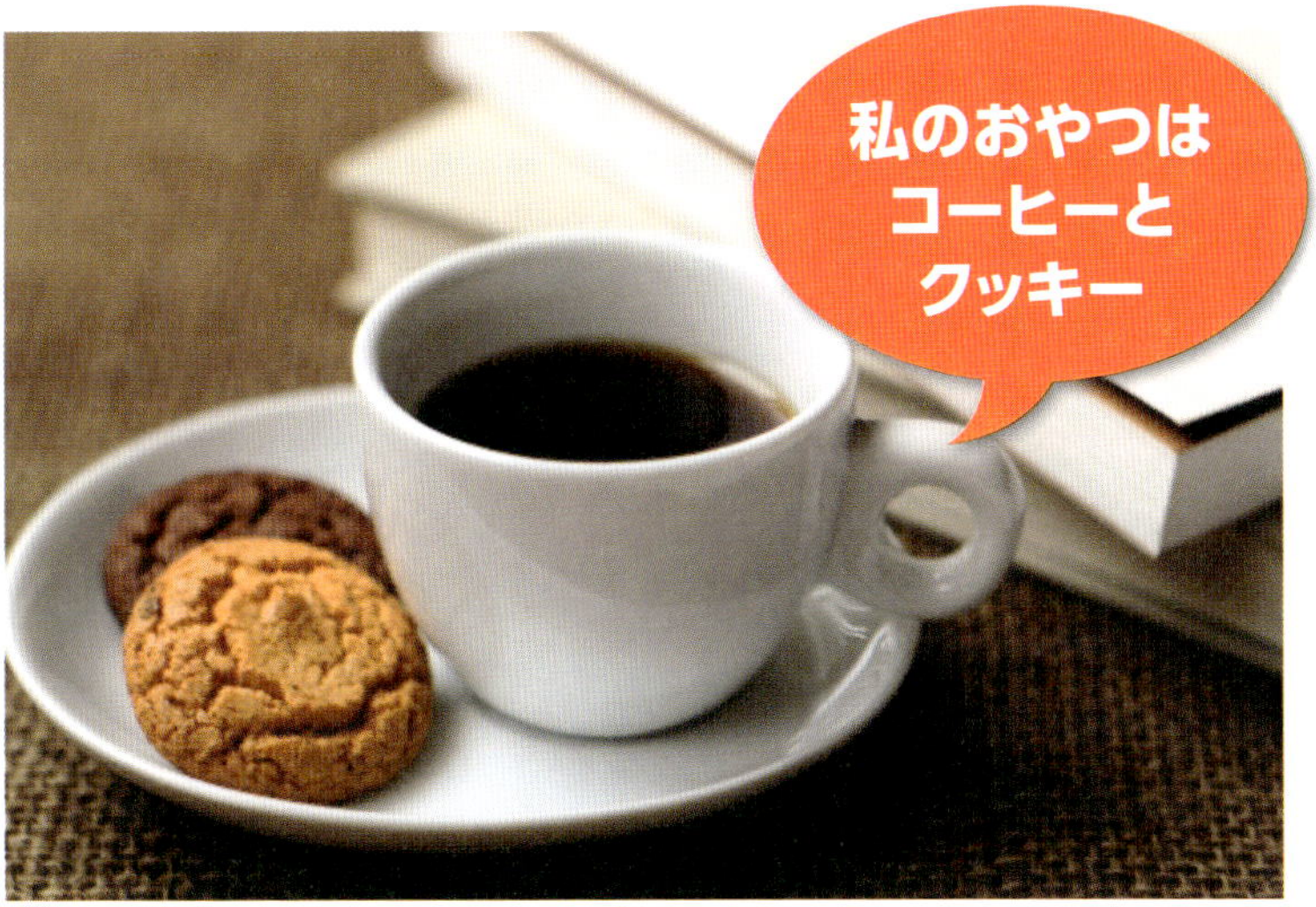


## 血管を大切にするおやつのポイント!

①「一切甘いものは食べない!」は続かない。
リバウンドを招き、ドカ食いの可能性も
②甘いものを食べたいなら、ほかの糖質を制限すればいい
③糖と脂質の代謝をよくする作用があるブラックコーヒーと一緒に食べる

**糖質の量は、「3食+おやつ」と
1日の中で調整する!**

## Q 夕食はどんなものを食べるといい？

私が夕食をとるのは午後8時くらいから。外食することもありますが、できるだけ自宅で妻がつくってくれる料理を食べています。魚が中心で肉はときどき、豆腐や野菜のおかずを何品かとみそ汁と、栄養バランスは配慮してくれているのでありがたいです。

ごはんは、食事の最後に軽く1膳いただきます。おかずを食べてお腹がいっぱいになったときには、ごはんを食べないこともあります。といっても、糖質をまったくとっていないわけではなく、おかずにじゃがいもやれんこんなど糖質が多いものを使っていることがあるので、これでもまったく問題ありません。

## A 魚中心でときどき肉。ごはんは軽めにします。

お酒は、赤ワイン、ウイスキー、日本酒など季節や料理に合わせて、そのときの気分で楽しんでいます。ときにはたくさん飲むこともありますが、翌日は休肝日にして肝臓を休めるようにしています。

仕事のおつきあいや友人との食事会などもあるでしょう。がまんばかりしていては息が詰まってしまいます。**食べすぎた翌日は糖質を控えたり、昼食で糖質を含むものを食べたらおやつをやめたり、1日のうち、もしくは1週間のうちにつじつまをあわせればいい**のです！

# 大切な人との楽しい時間が健康のもと

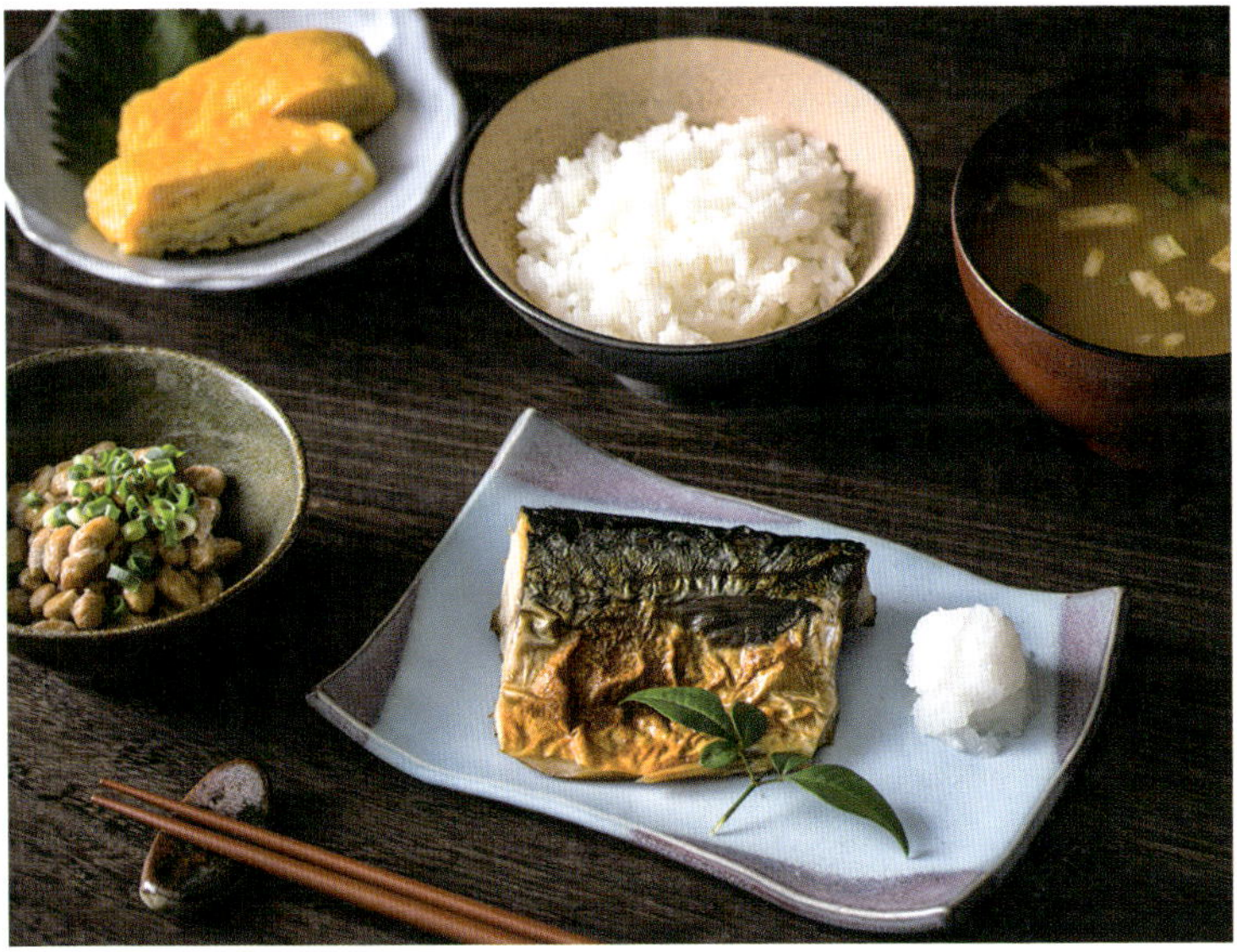

## 私の夕ごはんは…

- 妻の手料理に注文はつけない
- 魚介類中心、ときどき肉のメインに豆腐、野菜料理
- ごはんは軽く1膳か、ほとんど食べない日も
- 赤ワイン・ウイスキー・日本酒などで晩酌

## 血管を大切にする夕ごはんのポイント!

1. 栄養も大事ですが家庭の円満も大切。
   食事制限よりも楽しい食事を心がける
2. ごはんよりもおかずをメインに
3. 食べすぎ飲みすぎは次の食事の量を控えればOKと考える

# Q 禁煙したら太ってしまったのですが……

確かに、禁煙すると太ってしまったという話はよく聞きます。

太ると動脈硬化を促進するのは事実なので、患者さんに「太るくらいだったら禁煙しない」と言われると強く禁煙をすすめられませんでした。

ところが、これをくつがえすような研究結果が2013年に発表されました。

アメリカのフラミンガム研究は、アメリカのマサチューセッツ総合病院の医師らが、過去25年にわたって追跡調査を行なっている大規模な疫学調査です。得られたデータを分析したところ、**禁煙によって体重は増えるけれど、それによって減少する心血管リスクは、体重が増えることによるリスクを大きく上回っていた**ことが明らかとなったのです。

また、同じ研究では、禁煙することで、血管が受けているさまざまなダメージを取り戻せる可能性も示唆されています。

これだけ禁煙がよいことを裏づけるデータがあるのですから、**血管事故を防ぐためには〝まず禁煙〟**で間違いありません。

# A 禁煙はそのまま続けましょう!

# まず、何より禁煙！！

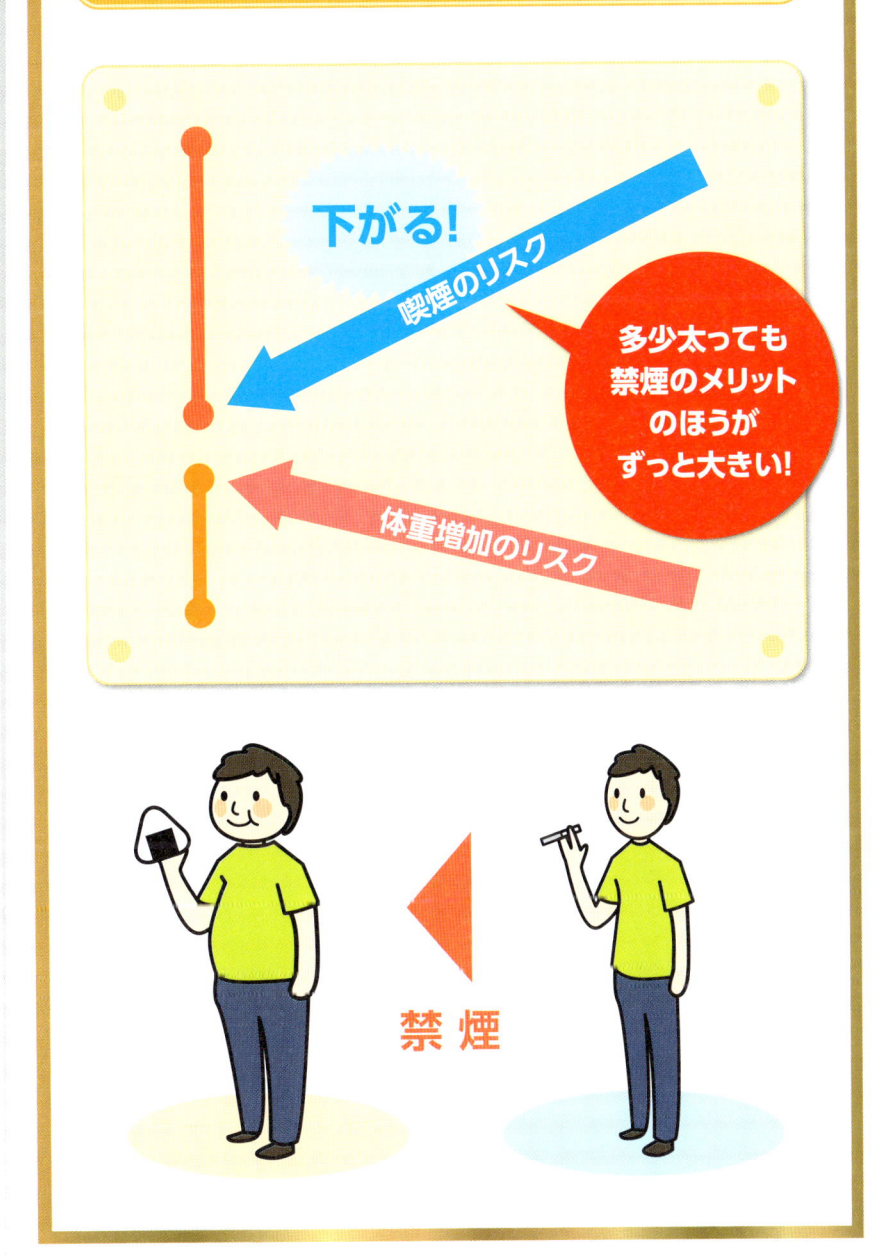

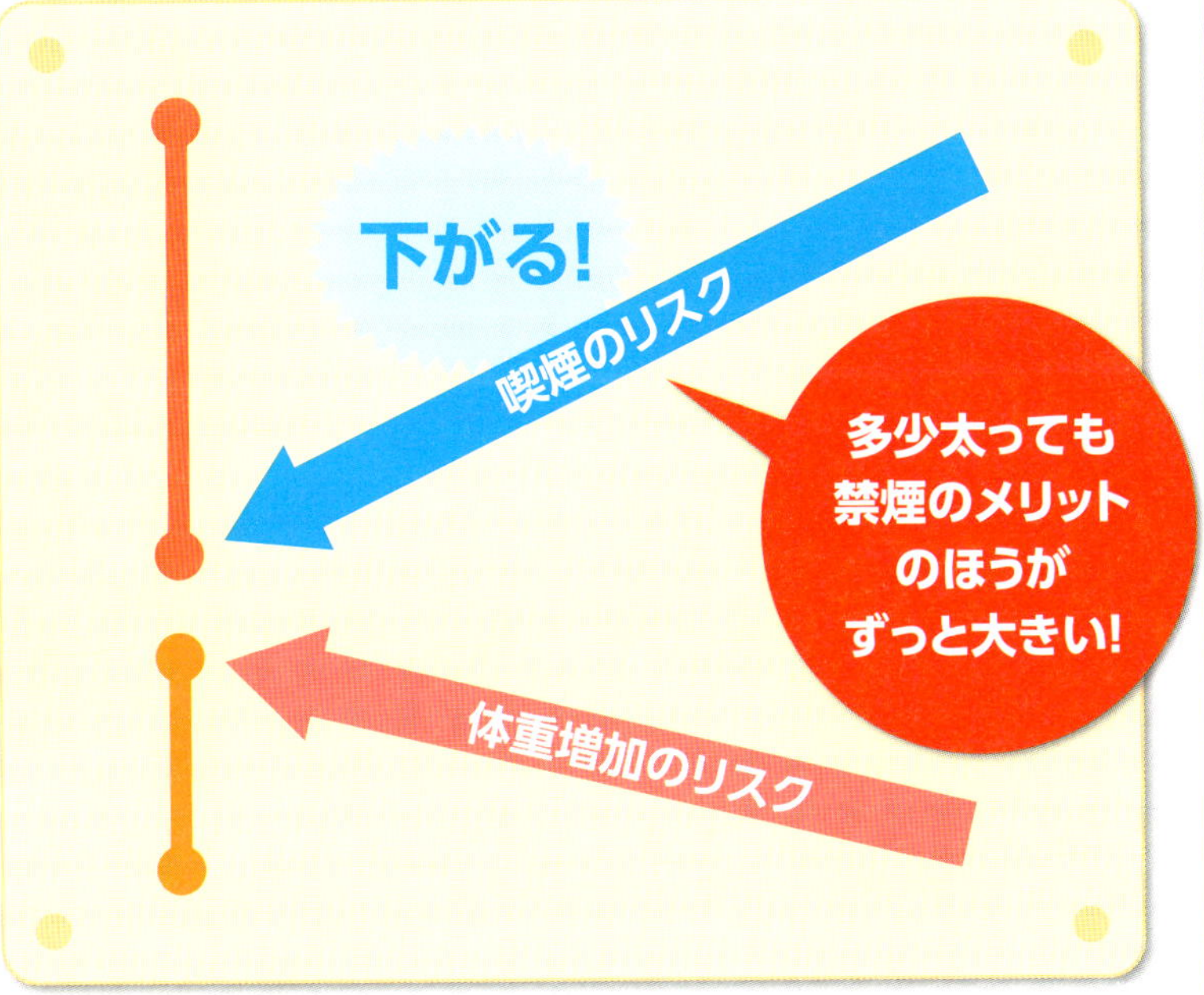


下がる!
喫煙のリスク
多少太っても
禁煙のメリット
のほうが
ずっと大きい!
体重増加のリスク

## Q コレステロールは高いほうがいい？

最近、コレステロールが多少高いほうがいい、という説を耳にします。ある研究で**「総コレステロールの数値が低いグループよりも、高いグループのほうが、ガンの死亡率や総死亡率が低い」**というデータが発表されたからのようです。

しかし、この研究でコレステロール値が低い人の中には、知らぬまにすでにガンになっている人や、栄養状態が悪く免疫力が低下した人が含まれていた可能性があります。したがって、この結果から「コレステロール値は高いほうがいい」と考えることには問題があるのです。

## A 高コレステロールは動脈硬化のリスクファクターです。

高コレステロールが動脈硬化のリスクファクターであることは、さまざまな大規模疫学調査によって明らかになっています。

適正なコレステロールの数値は、コレステロール以外のリスクファクターによって判断が変わります。一概に、「高くても問題ない」とは言い難く、医師の指示を仰ぐことをおすすめします。

「血管力検査」、つまり「血管年齢検査」や「頸動脈エコー検査」の結果で少しでも異常があるなら生活習慣を正し、必要に応じて薬の内服など治療を前向きに考えましょう。

## 研究結果から……

総コレステロールの数値が低いグループよりも、
高いグループのほうが、
ガンの死亡率や総死亡率が低い。

治療によって
コレステロール値を
低くすると
**死亡率が高くなる**

コレステロールが
高い人は
**長生きする**

**ということではない！**

### 信用すべきは…

血管年齢

頸動脈エコー検査

専門の医師

# Q 年齢よりも若く見える秘訣を教えてください！

手前味噌のようで恥ずかしいのですが、テレビの取材や雑誌のインタビューで「どうしたらそんなツヤ肌になるんですか？」と聞かれることがあります。年下の方から、私が年下だと勘違いされ続けていたこともありました。

これは、血管を若返らせるために始めた生活習慣の改善が、「血管力」を高めたからだと感じています。

実際、36歳のころは、身長173センチ・体重79キロと、いまに比べるとかなりぽっちゃりしていました。血管年齢は45歳で老化ぎみ。肌は乾燥ぎみでガサガサしていたように覚えています。

# A 生活改善の結果が表われたのでしょう。

にんじんジュース、運動、ストレスマネージメントなど「血管力」アップを心がけたいま、体重は64キロ、血管年齢は28歳まで若返りました。肌の状態はとてもよく36歳のころよりもハリがあるように感じます。自分自身がやってみて、その効果を実感しているからみなさんにも自信を持ってすすめられます。

**本書で紹介していることは、誰にでもできることばかりです。**食生活の改善や運動を始めることを、最初はおっくうに感じるかもしれませんが、**20年、30年後のあなたの血管寿命のために、まずは始めてみませんか。**

# 医師の私が若さと健康を保つために「実践していること」

## 36歳のころ

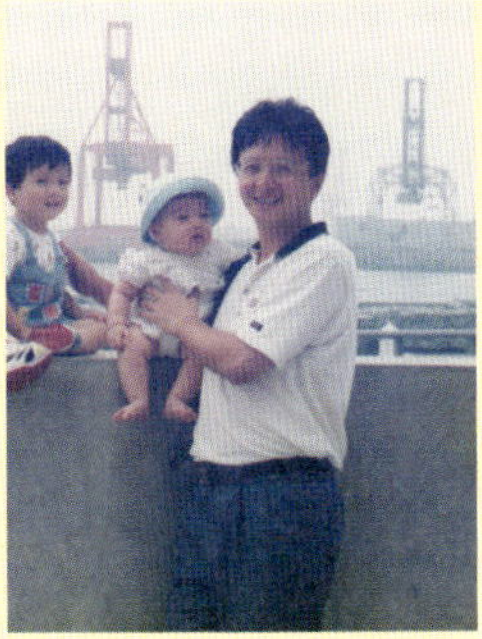

身長 …………173cm
体重 …………79キロ
血管年齢 ……45歳
肌 ……………乾燥ぎみでガサガサ

にんじんジュース

運　動

ストレスマネージメント

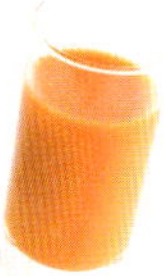

**血管力を鍛えた結果…**

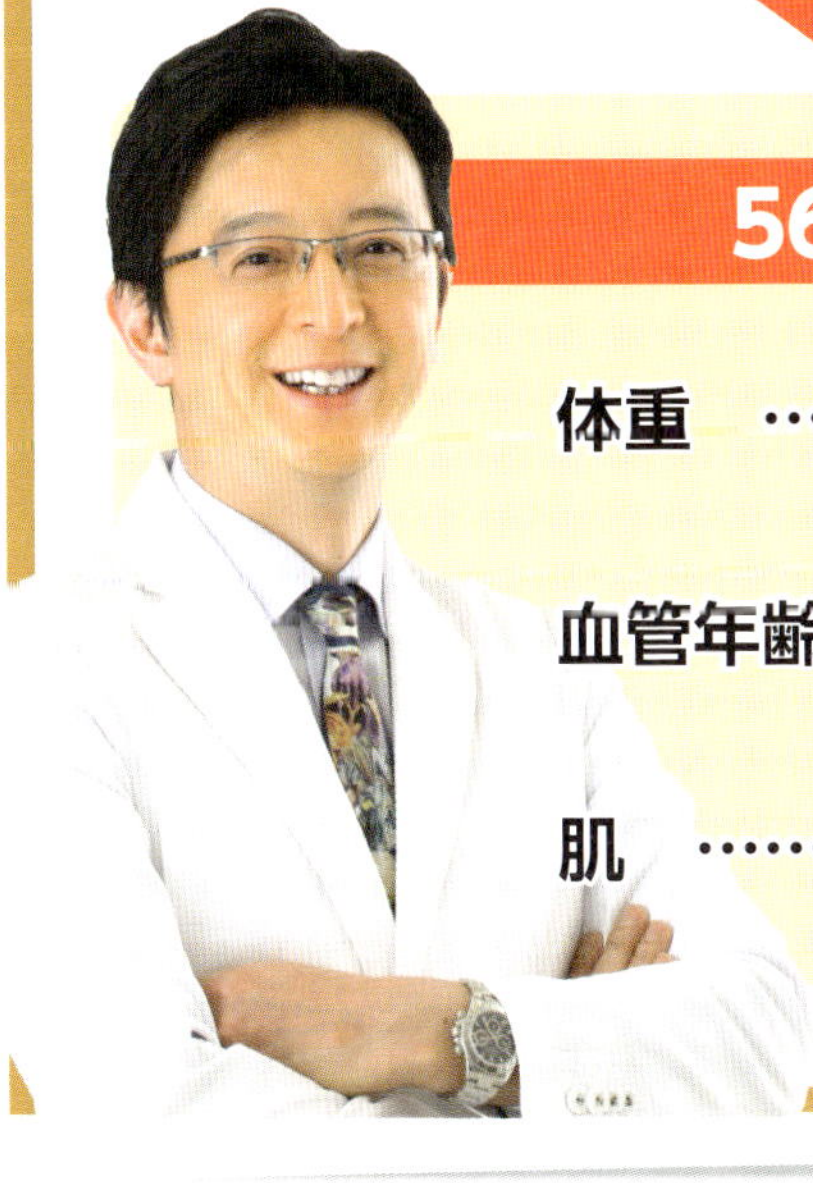

## 56歳

体重 …………64キロ
（マイナス15キロ!）

血管年齢 ……28歳
（マイナス17歳!）

肌 ……………ハリが復活

図解《ずかい》「血管《けつかん》を鍛《きた》える」と超健康《ちょうけんこう》になる！

著　者――池谷敏郎（いけたに・としろう）

発行者――押鐘太陽

発行所――株式会社三笠書房
〒102-0072 東京都千代田区飯田橋3-3-1
電話：(03)5226-5734（営業部）
　　：(03)5226-5731（編集部）
http://www.mikasashobo.co.jp
印　刷――誠宏印刷

製　本――若林製本工場

編集責任者　本田裕子
ISBN978-4-8379-2729-7 C0030